なぜ病院に「殺される」と言われても誰も反論しないのか？

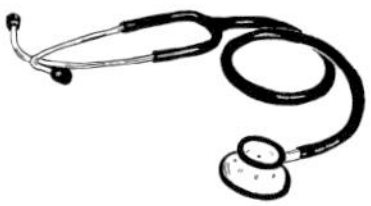

知らないと危い病院・医療の裏常識

東海大名誉教授・医療博士
田島知郎

青萠堂

はじめに――「医者に殺される」と言われても反論できない日本医療の裏事情

「日本の医療は世界一！　手厚く整備された国民皆保険《こくみんかいほけん》制度の下で、最新・最高の医療を受けられるのは幸せなことだ。日本に生まれてよかった」

もし、あなたがそんなふうに思っているとしたら、この国の医療行政のワナにまんまとはめられています。

日本の医療は世界一どころか、年々劣化の一途をたどっています。もはや「医療崩壊」寸前の危機的状況に陥っているのです。

それを示す警鐘があります。

それは「**医者に殺されない……**」などといわれて、**病院も医者も誰もオモテだって反論**

する声が聞こえてこないことです。なぜなのでしょう？　医者に殺されるといわれたら、誰も病院に行く人がいなくなってしまうはずです。それでは病院は困る、そう思えば多くの病院は当然反論していいはずです。

ただちょっと待ってください。近藤誠医師の本、『医者に殺されない47の心得』（株式会社アスコム刊）にどうこう言おうということではありません。もちろん私なりに意見はありますがそれは後で申し上げるとして、実は、この本に反論できない理由はほかにあると思ったのです。この理由を考えるとき、大きく俯瞰的に見てみると**日本の劣化した医療構造に突き当たる**ように思えてならないのです。

個人個人の医者が悪いのでしょうか？　いえ、そうではないと思います。医者をとりまくゆがんだ医療環境、すなわち劣化した状態にある病院の中で馴《な》らされてしまっているのです。

さらに言えば病院に馴らされているのは、患者さんである皆さんもそうなのです。

身近なところで、まず病院に行ったときのことを思い出してみてください。

医者はあなたの顔を見て、体を触って、話を聞いてくれましたか?

問診表を片手に、パソコンの画面だけを見て、診断をしていませんでしたか?

話もそこそこに、「念のため、検査をしておきましょう」と言われ、気がついたら多くの検査を受けていませんでしたか?

ちょっとした不調で受診したら、思いのほかたくさんのクスリを処方されませんでしたか?


こういったことは日常的に行われていますから、患者もすっかり馴らされているでしょう。クスリや検査にどっぷりつかり、データをもとに診断・治療を行うのが「手厚い医療」だと思わされてしまっているのです。

しかし現実には、「**しなくていい検査**」「**処方する必要のないクスリ**」「**データだけでは把握できない病状**」というものがあります。多くのムダな医療を浴びせることで、本当に必要な診察が抜け落ちている部分が大きいのです。

病院がなぜそんなムダをするかというと、ひとえに「ゼニ勘定」のため。言い換えれば、**国民皆保険制度に乗っかった「医療の大盤振る舞い」**です。

結果、保険組合の財源は火の車。いまになって行政は声を大きくして、「医療費削減！」と言い始めたわけです。

もちろん、その背景には不況とか、少子高齢化社会の進展とか、理由はいろいろあります。でも元凶は「過剰診療」にある。そこを誤解させられたままではいけません。

また、医療をめぐる社会問題に目を向けてください。「喉元過ぎれば」何とやらで、日本人はすぐに忘れてしまいがちですが、誰もが「この国の医療はどうなってるの？」と不安になる事件が頻発しています。

その典型が、救急患者のたらい回し——。

たとえば二〇一三年一月、埼玉県久喜市で救急搬送された七十五歳の男性は、県内外の二十五病院から計三十六回、受け入れを断られました。ようやく救急車が茨城県の病院に到着したのは、一一九番通報から約三時間後のこと。この間に容態が悪化して死亡してしまったのです。何ともやり切れない悲劇的な事件でした。

それと、二〇〇八年に起きた「妊婦たらい回し事件」。東京都江東区在住の三十六歳の妊婦が激しい頭痛に苦しみ、救急車でかかりつけの産婦人科医院に運ばれたところ、そこでは疑われる脳の病変の検査が行えませんでした。CTが撮れなかったのです。そこで転送先を探したものの、七病院から受け入れを拒否されてしまいました。最終的には一時間十五分後に、最初に電話した都立墨東病院が受け入れ、脳内出血ならびに帝王切開の手術を行いましたが、その方は三日後に亡くなりました。

この種の「結果的に患者の命をたらい回しにした」に等しい事件は、枚挙に暇《いとま》がないほど。ようするに、**「救急医療が間に合っていない」**のです。

さらに言えば、間に合っていないのは救急だけではありません。**入院患者の急変に対応できない病院はごまんとあるし、がん専門病院のように特定疾患以外にも病気のある患者の受け入れを拒否する専門病院も少なくない。**ふだんの医療もまた、間に合っていないのです。

それなのに、多くの国民がまだ、「日本の救急医療体制は世界に類のない見事な形に整備されている」と信じています。どう考えても理不尽なのに、です。

こんなふうに医療が劣悪化しているにもかかわらず、なぜ国民は「これほど恵まれた医療を受けられる国はほかにはない」と思い込んでいるのでしょう？

それは、そう思い込ませるように、医療行政側の官と民が共謀して目くらましをかけているからです。

「いま、医療現場で起きている種々の問題はすべて、根本的なシステムに起因する。医療関係者を含む国民みんながそこに気づいたら、どうしたって抜本的な改革に迫られる。行政がいまさら、歴代官僚が積み上げてきた現行の医療システムを見直すなど不可能だ。国民だって、実態を知らないほうが幸せだろう。

それに、医療機関にはびこるゼニ勘定主義だって、現行の医療システムの副産物なのだから、排除するなんてできるわけはない。

いっそ問題は何もかも完全にタブー化してしまえ。国民の関心が別の方向に向かうよう、理想の医療を掲げたプロジェクトを立ち上げるなどして、隠ぺい工作を謀《はか》ろう」

そういう「臭いものにはフタをしろ」的な思惑が医療行政全般に働き、国民は〝目隠し状態〟に置かれているのです。

つまり、いまの医療はすでに危機的状況に陥っているというのに、その根本にあるシステムの問題を見直さないことを前提に、小手先の修繕策だけに終始しているのです。それも、多くの問題を先送りする形で。

現場の関係者は多くが「このままではいけない」と思っているはずです。でも、心ある人が何とかしようとしても、努力は空回りする一方でしょう。だから、見て見ぬふりをするしかない。そうしてしかたなく小さな悪に手を染め、その小さな悪が集まって巨悪になる。そんな負のスパイラルに入っているのが、いまの医療なのです。

しかし、もう立ち行かないのが現実です。隠ぺい工作を弄する行政と、それに加担する者の輪と力が巨大化して、国全体として限界に達しているいま、国民はもう医療が崩壊するままに、手をこまねいているわけにはいきません。犠牲になるのは、患者であるみなさん自身なのですから。

本書の目的は、**医療現場におけるあらゆる問題が封じ込められている「パンドラの箱」を開き、みなさんに本物の医療改革の必要性に目覚めてもらうことです。**

と同時に、改革の方向性として、病院をオープン・システムで運営することを提言しています。詳しくは本編に譲りますが、**オープン・システムこそが医療を拝金主義に陥らせ**

ないための、また病院本来の役割をフルに機能させるための万能薬なのです。

いま医療の現場で起きていることと、その劣悪な現状の根源的なシステム上の問題点、さらには官民共謀の隠ぺい工作を正しく知っていただきたい。それが、私の心からの願いです。

合わせて、病院好き、検査好きでネギを背負ってる患者が、病院や医者のカモにされないための、より良い医療を受けるための知恵も紹介しましたので、受診の参考にしていただければ幸いです。

何でも「パンドラの箱」には希望も詰まっているとか。ですから、とにかく「パンドラの箱」を開けて問題点を噴出させることによって本物の改革を可能にすることが急務です。その先には必ずや希望が開けると、私は信じています。

二〇一五年一月

田島　知郎

◇◇◇◇◇◇◇◇ 目　次 ◇◇◇◇◇◇◇◇

おわりに――ダメ病院・ダメ医療を避ける最善の知恵　204

カバーデザイン・熊谷博人
本文デザイン・ジャパンスタイルデザイン
著者写真・尾島 敦

1章

ムダだらけの日本の医療の皺寄《しわよ》せはすべて患者に

徳洲会グループ事件は〝ゼニ勘定医療〟の氷山の一角

「公職選挙法違反」という罪よりも、急成長の〝パンドラ・ストーリー〟が問題

昨夏、世間を騒がせた徳洲会グループによる公職選挙法違反事件が一応の決着を見ました。形式的には、徳田虎雄前理事長の親族やグループ幹部など十人が、全員、有罪判決を受ける、という形でした。

その煽りを受けて、と言うべきか、徳洲会から五千万円を受け取っていたことが判明した元東京都知事・猪瀬直樹氏は、辞職に追い込まれました。選挙運動費用収支報告書に資金受領を記載していなかったとして、略式起訴された末の辞職でした。

個人的なことながら、猪瀬氏は私にとって県立長野高等学校の後輩筋に当たるので、少なからず残念に思っています。それともうひとつ、私には、

「もし医療システムが現行のものでなかったら、徳洲会グループがここまで巨大化することはなかっただろう。であるならば、猪瀬氏が公職選挙法違反に問われる行為に手を染めるチャンスは得られなかったに違いない」

という思いもあります。

結論を先に言うならば、あの事件は単なる公職選挙法違反ではなく、日本の医療が根幹に大きな問題を抱えていることを象徴的に示すものなのです。

かばうわけではないし、「政治に不透明な金を注ぎ込んで、組織ぐるみの選挙を展開した」という違法行為を美化するつもりもないけれど、徳田虎雄氏自身は医療の理想に燃えた人物でした。

鹿児島県の離島、徳之島に育った氏は、幼いころに弟が僻地ゆえに満足な医療が受けられずに急病死したことを機に医師を志し、緒方洪庵の適塾を母体とする大阪大学医学部に学びました。そして、

「離島や僻地に充実した医療を届ける」

という目標を具現化していったのです。

実を言うと、創業して間もないころの徳田氏から、私は「仲間に入らないか」と電話で誘われたことがあります。ただ、当時の私は米国外科学会の専門医資格を取得して帰国したばかり。大学病院での使命を全うしたいと考えていたので、お断りしたのでした。そんな経緯があるので、なおさら思うのです、
「私には、徳田氏が抱いていた尊い志と、この国の医療に入り込んでいる『医師＝経営者』の構図との関係を整理して、改革を促す責務がある」と。

それはさておき、徳田氏が政界に進出したのも、「日本の医療を改革するため」だったといいます。「政治力を持たなければ、医療改革はできない」と思ったのでしょう。

そこまではまぁいいのですが、手段を選ばなかったという点で間違えました。「カネが必要なら、ばらまく」「選挙には徳洲会の職員を総動員する」というふうに、暴走してしまったのですから。

しかし、考えてもみてください。日本には、会員数が十六万人を超える「日本医師会」というガリバー組織があります。ここは政治団体である日本医師連盟を通じて、自民党政権を長く支援してきました。毎年、数億円にも上る巨額の献金を続けてきたのです。

それればかりか、彼らは選挙のときには組織として支援に動くし、国会に医師会の組織議員まで送り込んでいます。そうして、二年に一度の診療報酬の改定などで、大きな影響力を駆使してきたのです。

その日本医師会という強固な既得権益層と、各地で進める病院建設をめぐって激しい衝突を繰り返したのが徳洲会グループでもあります。

だから、徳田氏ならびに徳洲会グループだけを悪者にして、事件の幕を引くのはまるで蜥蜴《とかげ》の尻尾切りのようだ、とすら思えます。この件で検察が演じてみせた「医療法人と選挙とカネのからくり」は、本来、日本医師会の力を大きくさせた日本の医療、つまり「医師＝経営者」の構図をつくりだしてしまった医業システムそのものに矛先を向けるべきだったのではないでしょうか。

医療はゼニ勘定になるようにできている

徳洲会についてはつい先ごろ、二〇一四年十一月十八日付けの新聞で、「病院建設をめぐって、徳田虎雄前理事長がゼネコン側から巨額のリベートを受け取っていた」ことが報じられました。

そのリベートによって保管された裏金は、多いときで七億円！　自分や家族の株投資に充てるなどしていたといいます。

もっとも、当局が課税できたのは、時効ギリギリの二〇〇六年の一年分だけ。過去に何度も行われてきた税務調査では、裏金の存在が見過ごされてきたことになります。

それはさておき、問題は徳洲会グループがなぜあそこまで巨大化したのか、ということです。

何も最初から、お金があったわけではありません。徳田氏は自分の命を担保に、「失敗したら、自殺して返す」として病院を始めたくらいですから。

急成長の理由をひとことで言えば、徳田氏の類まれな経営の才と目標に向かう強烈なバイタリティでしょう。ただ、さらに突き詰めれば、「医療は地道に診療に専念すれば、採算がほぼ合うように調整されており、過剰診療を実践すればプラスになるようにできている」ということ。徳田氏はこの診療に専念することで収支が成り立つシステムを利用する才に長《た》けていたわけです。

それは、どういうことか。

日本の医業では会社経営が禁じられていて、タテマエとしては「医療はゼニ勘定ではないから、そうならない良い医療になっている」としています。

ところが、現実にはその逆。みなさんがすばらしいと信じている、あの社会主義的な国民皆保険制度を隠れ蓑《みの》にして、市場経済的な手法で、いやそれを超える利益優先主義を持ち込んで病院経営を行うことが不可能ではないのです。

保険の点数稼ぎはイコール、カネ儲け。診療や検査、投薬などを過剰に提供すれば、その分の医療費が病院に流れ込む。そういう仕組みになっているのです。

徳田病院から始まった徳洲会グループは、いくつかの病院を傘下に抱えることでどんどん巨大化しました。また、グループ内の各病院は互いが競争相手。医業収支競争になることは避けられず、「医師＝経営者」の構図に基づく診療姿勢をグループ内で徹底せざるをえなかったのです。配当する株主が存在しないから、自分の施設を大きくするしかなく、施設と病院群としての発展・拡大、そこに儲かったカネを回していったわけです。

民間企業が「利益が出たら設備投資をして、さらなる利益の拡大と組織の成長を促す」ことの繰り返しで巨大化していくのにも似た構図が、医療の世界にもあり、国民皆保健制度の下でそれが可能になる、ということです。

徳洲会グループは現在、全国に六十七病院・二百五十施設を擁しています。これほど大きな医療法人を、徳田氏は一代で築き上げた。こんなことをやってのけた人は、世界にも誰もいません。

欧米では、医師は目の前の患者を診ることを第一義とし、経営にはノータッチ。そういうシステムがタテマエとしてではなく、現実に機能しているから、医師はゼニ勘定をしたくてもできないのです。

国民皆保険制度は医者にとっては生活保護法!?

ここで、国民皆保険制度の原点に立ち返り、その理念を復習しておきましょう。掲げられたスローガンは、

「国民の求める医療を、いつでも好きなところで、お金の心配をせずに、自由に受けられるようにする」こと。

これは、憲法第二十五条でうたわれている「すべて国民は、健康で文化的な最低限度の生活を営む権利を有する」という理念に則《のっと》ったものです。

さらに言えば、「必要最小限の費用で国民の健康をみんなでカバーし合うのが国民皆保

険制度であり、国民はこの制度に与《あずか》る恩恵とともに、ガマンする部分もみんなで分かち合うべきもの」のはずです。

つまり、医療費を使用するに当たっては、医療を提供する側・受ける側に倹約精神が必須のはずです。湯水のように使われるべきではないということです。

当然ながら、この理念と、「医師＝経営者」の構図に基づく診療姿勢は相いれないはず。ましてや、医療費が私的な蓄財に化けることなど、ありえないのです。

日本の診療報酬制度では、医療費が診療行為ごとに公定価格で決められています。ですから、実施した診療行為を列挙して合算し、保険組合に診療報酬を請求することになります。ようするに、出来高払いです。

問題は、実施された診療行為が必要・妥当なものであるかどうかをチェックする機能が適切に働いていないこと。極端な言い方をすれば「要不要にかかわらず、診療行為をやればやっただけ、検査をすればしただけ、クスリを処方したらしただけ医業収入が上がる」仕組みになっているのです。

ビジネスにたとえるなら、不要なものをどんどん売りつけるようなもの。商品やサービスと違って、受ける側が「それはいりません」と断れない雰囲気で、医療という名の商売がまかり通ってしまうのです。

しかも、公定価格は官民が共謀して、収支が成り立つように設定されています。それによって、政治家は日本医師会から潤沢な献金が得られるし、医療者は収支勘定を合わせることができるからです。こんなのは一種の〝闇カルテル〟とも見なせるではありませんか。

この仕組みを何とかしない限り、医療者側の過剰診療を止めるのはもはや不可能と言えるでしょう。国民皆保険制度がゼニ勘定の隠れ蓑になっているというのは、そういうことです。その上、過剰と判定されそうな部分については、病名の格上げなどで誤魔化す術を弄する医師も少なくないのです。

国民皆保険制度が長きに渡ってこんなふうに運用されてきたことを考えれば、国民みんなが理想的だと信じているこの制度は遅かれ早かれ破綻する運命にあったとも言えます。なにしろ資金を追加し続けない以上、医療費をまかなうことはできないのですから。

日本が高度経済成長の波に乗っている間はまだ、国民皆保険制度がこの「ねずみ講まがいの運用」をしていても、問題が表面化することはありませんでした。保険加入者からの流入資金が増え続けることで制度が維持されていたし、国民もとくに最初のうちは窓口負担なしに満額の医療を受けられるとあって「ありがたい、ありがたい」と喜ぶばかり。それによって、「国民皆保険制度はすばらしい」との認識が増幅されていったように思います。ところが、経済成長の終焉とともに、国民皆保険制度のほころびが露見しました。いまでは「いつまで制度を維持できるのか」という不安が高まっています。

実際、健康保険組合連合会の平成二十四年度の経常収支は、経常収入が七兆五十七億円、経常支出が七兆三千三十三億円と、**二千九百七十六億円の赤字**になっています。そのなかで、解散する保険組合が出ているし、各地で「国民健康保険料が高過ぎて払えない」といった事例が頻出しています。

たとえば大阪市では、所得三百万円の四人家族が払う市の国保料が、介護保険料も含めて五十万五千二十五円（二〇一一年三月の『赤旗　日曜版』より）。何と、**所得の一六・八％にも達する高負担**になっています。これでは「国民皆保険制度は実質的にすでに破綻している」と言っても過言ではありません。

それに、高齢者のなかには、一割負担でも「生活が脅かされるのではないか」と受診をしない人が増えているとも聞きます。一方で、〝資金じゃぶじゃぶ時代〟の過剰診療が続けられているのですから、理不尽としか言いようがありません。

最近になってようやく、「過剰診療を食い止めよう」と、医療の公定価格を決める中央社会保険医療協議会が、疾患ごとに医療費をまとめる方式での算定法を打ち出しました。こちらは大病院から導入が始まっています。また、クスリの費用対効果の調査をする方向で、検討を始めたようです。そういった動きを悪いとは言いませんが、遅きに失した感があります。

みなさんももはや、国民皆保険制度をありがたがっている場合ではありません。徳洲会グループの事件をひとつの契機に、医療の現実に目を向けていただきたいと思っています。

田島の本音話① 医療費全額を窓口一括払いしたら、みな病院から遠のく

みなさんは病院に行って、窓口でお金を払うとき、その金額をどう感じますか? おそらく「あれだけのことをやってもらったのに安いなぁ」と思うのではないでしょうか。実際の医療費の二割・三割を負担すればいいのですから、当たり前です。

しかし、その認識は正しくはありません。「安く感じさせるための策略」なのです。全額を請求されてごらんなさい、逆に「こんなに高いの?」と驚くはずです。

そこを実感してもらうために、私は窓口でかかった医療費の全額を一時払いするシステムを皆が経験したほうがいいと思っています。後から戻ってくるにしても、お財布からお金が消えていくことで、医療費の高さが実感できます。ちなみに三割負担の人が窓口で三千円払ったら、医療費の全体額は一万円です。残りの七千円も結局、医療費で、いくばくかの軽減はあるかもしれないが、自分たちで払っていることになります。国民に医療費は安いと思わせて、医療機関は過剰診療による医業収入をしっかりと懐に納めている。その現実を知ることが重要でしょう。現実には一時払いすることはできないので、〝つもり払い〟をしてみるのもいいかもしれません。

医療現場の三つのムダ
——これがムダな治療、ムダな検査、ムダな投薬

待合室は今日もムダな検査を受ける患者でいっぱい

「病院に行ったら、いくつかの検査をしてもらうのが当たり前」

患者はいつの間にか、そんなふうに認識しています。

頭痛がすれば脳のCT検査、胃の具合が悪ければ内視鏡検査、ちょっと風邪をひけば血液検査、息切れがすれば心電図検査、何かというとMRI検査……病院に行くたびに繰り返される検査にすっかり慣れっこになっています。

ムリもありません。医者に「一応、検査をしておきましょう」と言われて、患者は「けっこうです」と断りにくいですからね。

それに患者としては、「何か重大な疾患が隠れているかもしれない。少しでも早く発見してもらうに越したことはない」という心理も働くのでしょう。「大丈夫だと思いますが、

念のために検査をしますか?」などと決断を患者に委ねるような医師の言い回しにも敏感に反応し、つい「お願いします」と言わされてしまうのです。

かくして患者はいまでは、自分から「先生、心配なので、検査をしてください」と、あれもこれもと多くの検査をリクエストするまでになっているほどです。だから、病院はいつだって検査を待つ患者であふれ返っているのです。

もちろん、すべての検査がムダだというわけではありません。いつ、どんな異常が起きるかわからないのが人間の体です。年に一度とか二度の検診を受けていても、その間隙《かんげき》を縫《ぬ》うように異常が発生する場合だってあります。

そういう異常が感じられて、医者が本当に必要だと判断して検査するのはよいのです。

問題は、ろくに患者の話も聞かず、顔色を見たり、触診したりすることもせず、右から左へと検査に回すことです。

それも、マニュアルというか、診療ガイドラインなどに羅列されているものを片っ端から、まるで〝絨毯攻撃〟をするように検査を勧めるような医者も少なくなく、病院によっては当たり前のようになっているのです。

本来なら、医者が自分の目で見て、自分の頭で考えて、まず必要な検査を一つ受ける。その結果によって、必要に応じて別の検査を加えていく。そういう順番で進めていくべきなのです。

しかし、国民皆保険制度の下では、検査をすればするほど医業収入が上がります。医者はそこにつけ込んで、患者を〝検査漬け〟にする傾向があるのです。

あるいは、検査データがなければ、自分の診断・治療に自信が持てない医者もいます。ようするに、力量ならびに経験不足であるために、検査に頼ってしまう部分も大きいのです。

一方で患者のほうも、検査をありがたがったり、検査をしなければ医者に対して不信感を抱いたり。〝検査好き〟が身に沁みついている部分もあります。

こういったことが重なって、「検査至上主義」が形成され、国民がそうしつけられてしまった。それが現代の医療なのです。

検査が病人を量産している!?

言うまでもなく、必要のない検査を行うことは、医療費のムダづかいであるばかりか、医者がホクホクするだけです。

それなのに、「健康保険で安く診てもらえるんだから、病院に行かない手はない」とばかりに、ちょっと具合が悪くなっただけで病院にすっ飛んで行くのはいかがなものか。ガマ口を大きく開けて待ち構えている病院側の思うツボです。

それどころか、しなくていい検査をしたばかりに、病気をつくってしまったり、無用な治療の合併症や後遺症に悩まされる場合だってあります。

そもそも、検査を受けずにすむのなら受けないほうがいいし、治療だって「放っておけば自然に治る」病気なら受けずにすませるに越したことはないのです。

「検査が病気をつくることもある」という、ちょっと怖い話をしましょう。

たとえば、CT検査。**日本のCT保有台数は一万二千九百四十三台**（二〇一一年）。この数字だけ見てもわからないと思いますが、**人口が日本の三倍近いアメリカでも一万二千七百四十と二百台ほど少ない**のです。いかに日本が〝CTリッチ〟な国であるかがわかるでしょう。

参考までに、三位がブラジルで二千六百八十四台、四位がイタリアで千九百五十十台、五位が韓国で千七百八十七台となっています。

こういった世界の現状を見て、「すごいな、日本は。やっぱり図抜けた医療先進国だ」なんて喜んでいる場合ではありません。他国は「必要な台数だけCTを保有している」のであって、日本が多過ぎるのです。

一説によれば、「年間二千万回以上もムダな検査が行われている」といいます。仮に一回の検査が一万円として、年間二千億円にも上ります。これは「過剰診療の間接的な証拠」以外の何物でもないでしょう。


患者にとって恐ろしいのは、被曝量の多さです。

どのくらい被曝すると危険なのか、その目安となるのは職業被曝、つまり放射線業務に従事する人が業務にともなない年間に受ける線量限度の数値でしょう。国際放射線防護委員会はその数値を五十ミリシーベルトとし、百ミリシーベルトを超えると、健康被害の出る危険があるとしています。

では、CT検査による被曝量はどのくらいなのか。機器や撮影法によって異なり、五〜三十ミリシーベルトと幅がありますが、平均値の七ミリシーベルトで計算してみると、だいたい**七回の検査で五十ミリシーベルト、十四回で百ミリシーベルトになります。**もし三十ミリシーベルトなら、二回で職業被曝の限度を超します。

……と聞くと、「なぁんだ、問題ないじゃない」と思うかもしれませんね。でも、安心するのはまだ早い。

たしかに、国民一人当たりの医療による年間被曝量は二・二五ミリシーベルトと推量されていて、さほど問題視しなくてもいいレベルです。

ところが、**世界平均値は〇・六一ミリシーベルト。何と、日本人はその四倍の量の放射線を浴びている**のです。ちょっとぞっとしませんか？

もっと驚くのは、**日本ではその被曝によってがんを発症した人が、全がん患者の三・二％を占める**、という報告です。

これは、数年前に英国の医学雑誌・ランセットに発表された論文に掲載されたもの。諸外国が一％未満であることを考え合わせると、日本は飛びぬけて高いと言えます。

この数字を信じるなら、日本では年間約七十五万人ががんになり、三十六万人ががんで亡くなっていますから、単純に言えば、

「年間二万四千人が医療を受けた際の放射線被曝によってがんを発症し、年間一万千五百人がそのがんによって亡くなっている」

という計算になります。これを〝日割り〟にすれば、**「毎日六十五人以上が被曝でがんになり、三十人以上がそのがんで亡くなっている」**わけです。

こんな現実を知っても、みなさんはまだ「心配だから、とりあえずCT検査をしてもらいたい」と思いますか？

思いませんよね。その逆で、「心配だから、しなくていい検査なら、やめて欲しい」と思うはずです。

このようにCT検査は放射線被曝の問題があることから、最近では被曝のないMRI検査を行うケースが増えてきました。

けれども、MRIはCTよりも、機械も検査料も高額です。それなのに、日本はMRI保有台数でも圧倒的に世界一！　ムダな検査をじゃんじゃんやって、医療費を圧迫しているのが現実なのです。

昨今は、個人開業医がMRIやCTの機械を揃える例も多いのですが、医療機器メーカー側はこんな〝殺し文句〟を使っているとか。

「一日に二、三人の患者を説得して検査を受けてもらうようにすれば、数千万円から二億円の機械でも、数年で元が取れますよ」――。

ようするに「お買い得」ということ。高額な検査機器が生み出すカネで、病院側はホクホクなのです。

見方によっては、医療機器メーカーのこの〝殺し文句〟は、病院側を骨抜きにしてゼニ勘定に走らせ、患者を殺すものでもあるのです。


みなさんはだから、「病院好き・検査好き」もほどほどにしたほうがいい。

「健康を維持したいのなら、いまは元気でもできるだけ検査をたくさん受けて、早期発見・早期治療に結びつけるのが一番ですよ」

なんて勧めに、「そうだ、そうだ」と軽々しく乗ってはいけません。

なかには、「三カ月ごとに検診を受けましょう」、「毎月、血液検査を続けましょう」などと言う医者もいますが、それはあなたの健康を心配してのことではない場合がほとんど。

患者をゼニ勘定のカモにするのが目的だと疑ってかかってください。

心肺蘇生《しんぱいそせい》での病院のゼニ勘定

たとえば、高齢者を一人、心肺蘇生を施したうえで看取るようなとき、病院側はどのくらい医業収入をあげているか、ご存知ですか?

うまくやれば、何と数百万円をまんまとせしめることができるのです。

どうでしょう、「お医者さんが最後まであきらめずに、手を尽くしてくれた」なんて思えますか?

心肺蘇生というのは、呼吸が止まり、心臓も動いていないと見られる人に対して、救命へのチャンスを維持するために行うものです。呼吸や血液の循環を補助してあげることで、命を救うことが可能になります。

そういう救命の可能性があって施される心肺蘇生は、有効性の高い診療行為です。一分

以内に心肺蘇生が開始された場合の救命率は約九〇%、四分では五〇%、五分では二五%くらいとされており、心肺蘇生が救命率を大きく左右するのです。

だから、必要な人に施すのなら、心肺蘇生は決してムダな治療ではありません。というより、やらなければいけない診療行為です。

最近では、町のあちこちにAEDが置かれ、一般の市民でも音声ガイドに従って心肺蘇生を行える環境が整ってきました。それ自体はすばらしいこと。医療費のムダづかいなんかではありません。

私が問題視しているのは、命を救える見込みがまったくない、高齢者や終末期医療にまで、この心肺蘇生法が実施されていることです。

現に、そういう患者に心肺蘇生をして、人口呼吸器につなぐことで、費用を生じさせるための〝時間稼ぎ〟をしている例が散見されます。これは、いわゆる無用な「延命治療」というふうに捉えられます。

患者の家族の多くは、「延命措置はいりません。心肺蘇生もしないでください」と言っています。でも、いざとなると「一分、一秒でも長く生きて欲しい」と思うのでしょう、それまでは拒否していたはずの延命措置を願うようになるものです。そこに、病院側がつけこむ余地があるのです。

タテマエでは「見込みがないのに心肺蘇生を行うのは良くない」と唱えながらも、「患者の家族に求められて」あるいは「命を救う可能性はゼロではない」として、取り組まざるを得ない難しい状況です。病院側のホンネは「売り上げが増えればもっとうれしい」——つまり、患者の命を救おうとしている裏で、病院の生き残り競争が激化するなかで、病院側にとって収支勘定が有利になるということでしょう。心肺蘇生をはじめとする延命治療の多くは、患者家族を疲労困憊させ、実は患者の命の尊厳を損なって、診療費が増える結果に終わります。

ただ治療を拒否するのは、自分が命を奪う行為をするようで、患者の家族はなかなか決断できないでしょう。でも、病院側の本音は承知しておいてください。諾否《だくひ》にまつわるストレスが、多少なりとも軽減できます。

もっとも、延命治療をするかしないかを決められない患者に寄り添って決断を促すのが、医者としての務めです。事務的に「延命措置を続けますか? 機械を切れば、すぐに死んでしまいますけど」などと患者の家族に決断を迫るような医者は、間違いなくダメ医者です。

世界の精神科病床の約二割が日本にあるというウソのようなホントの話

過剰診療のなかでも、近年になってエスカレートしているのが精神科病院です。その一つの証左は、**日本の人口が世界に占める割合は一・七％に過ぎないのに、病床数は何と、世界の一九％！**

これはとりもなおさず、**日本では精神病罹患率《りかん》が世界平均の十倍以上に**もなっている計算になります。

こんなこと、ありえないでしょう？

背景にストレス社会があるとはいえ、伝染病でもあるまいし、ここまで飛び抜けて精神病患者が多いとは、ふつうでは考えにくいのです。

では、なぜなのか。

それはズバリ、医者が本当の病人ではないのに、クスリを出して、レセプト（処方箋）には病名が付けられるので、書類上での病人になるのです。そのなかには、症状の原因が職場や家庭など社会的問題である場合が多く含まれるのです。極端な言い方をすれば、「医者が解決する問題ではない」ものに病名をつけて、クスリでムリヤリ治療している、ということです。

最近は精神科以外でも、ちょっとした体調不良に病名をつける傾向にあります。みなさんもたぶん、「それって病気？」と違和感を覚えた経験があるのではないでしょうか。そういう医者の行動が、結果的に過剰診療になっているのです。

目的はやはりゼニ勘定。精神科病院だって、病院経営を安定化させることによって、精神科医療に携わる医療者の職場を維持・拡大していくことに一生懸命なのです。

その精神科医療の過剰診療のなかでもひどいのが、クスリの過剰投与です。**世界中で使用されている精神疾患患向けの薬剤の五分の一を日本人が消費している**とも言われているほどです。

たとえば、**抗不安薬、ベンゾジアゼピン系睡眠剤の処方量は、アメリカの六倍に相当する量で、もちろん世界一！**（読売新聞による）

それで症状が改善するのならまだしも、複数のクスリを処方して、患者が体調を崩す例が少なくないのです。関西医大の滝井病院救急救命センターには、睡眠薬や抗不安薬を飲んだ患者が毎年五十〜百名も運び込まれるそうです。この一例をもってしても、精神科の医者が保険診療の名の下で野放図にクスリを処方しているとわかります。

だいたい、複数の薬剤を投与すること自体が、精神科医療のレベルの低さを示しているのです。逆に言えば、単一のクスリでどれだけ多くの患者を治癒していけるか、そこに精神科医療のレベルの高さが現われるのです。

精神病薬には幻聴や妄想を抑える作用がありますが、複数使えば体の筋肉が硬直したり、ぐったりしたりする副作用が避けられないのです。

二年前の新聞報道によると、抗精神病薬の単剤化率は過去三年間で平均四四％から五〇％に改善されたようですが、まだまだ努力が足りないと言わざるをえません。

実際、百％近くまで改善された病院では、「患者の表情も生き生きとしてきた」という報告もあります。

もし、あなたが精神科病院を受診したときに、医者が複数のクスリを処方するようであれば、ゼニ勘定主義ではないかと疑うことも大切でしょう。

このままではクスリで殺される!?

クスリの過剰投与は、精神科に限ったことではありません。ちょっと風邪をひいただけで、四種類も五種類もクスリを処方されるのがこの国の医療ですから、どこの診療科でも日常的にクスリの過剰投与が横行しています。

とくに高齢者は悲惨です。一日に服用するクスリが十種類以上、なんてケースはザラ。なかには、三十種類ものクスリが処方されるケースもあるくらいです。

薬局によっては、「クスリがたくさんあって、患者さまが食後や食間にどのクスリを飲むかを覚えるのは大変」だからと、セットにしてあげるサービスもしている様子。患者はそれを親切に、ありがたく思っていますが、本当の親切は、実は、「クスリを整理して、飲む種類と量を減らしてあげる」ことではないでしょうか。

現実に、「有名な内科教授が亡くなり、後を引き継いだ医者が、ある患者に処方された十種類のクスリがムダだと判断して全部止めたところ、症状が一気に改善された」という例もあります。そのくらい、大盤振る舞いされたクスリで逆に体調を悪くしている患者も少なくない、ということです。

クスリが増えていくパターンはこうです。

一つの症状を改善するために一つのクスリを処方し、その副作用でどこかの調子が悪くなると、それを抑えるために別のクスリを処方する。さらに、また新たな副作用が生じたら、それを抑えるクスリを処方する。そういった繰り返しです。

服用する前から予想される副作用を抑えるクスリを数種類処方することもあれば、患者の訴えによって「ああ、副作用だな」とクスリの種類を増やしていく場合もあります。たとえば「胃の調子がおかしくて」「じゃあ、胃腸薬も処方しておきますね」とか、「便秘気味で」「なら、便秘薬を出しましょう」、「どうも気分が落ち込むんですが」「そうですか、気持ちが明るくなるクスリを加えましょうかね」といった具合に。

医療はクスリを出せば出すほど売り上げが増える仕組みになっていますから、多くの医者は「どこか少しでも具合が悪いと聞けば、右から左へとクスリを出す」ことに、何の抵抗も感じないのでしょう。

さすがに、患者のほうが「こんなに飲んで大丈夫?」と不安になるのか、もらうだけもらって捨ててしまう、というような例もあるようです。

あと、**クスリがあまりにも多いために飲み忘れたり、飲み残したりすることも多く、そうやってムダにしまう薬剤費が年間五百億円に達するとも言われています。**

病院側はクスリを出すのが仕事と思い込んでいるわけですから、患者が飲もうが飲むまいがおかまいなし。医療財政がこれほど逼迫《ひっぱく》しているにもかかわらず、過剰投与が止まらないのです。

そんな状況に慣らされたおかげで、日本人の〝クスリ好き〟はいまや国民性になっているとすら言えます。「どんな薬にも多かれ少なかれ、必ず副作用がある」ことを踏まえて、医者に不調を訴える頻度を減らしたほうがいい。〝クスリ漬け〟にされて苦しむのは患者のほうだし、患者が病院側のゼニ勘定に加担することはないのです。

クスリを逆さまに読んでみてください。「リスク」となりますね？　うまくできた言葉で、そこには「クスリを飲むということは、思わぬ副作用に悩まされたり、場合によっては命取りになったりすることさえある」というメッセージがこめられているように思えてなりません。

無闇にクスリを飲まない、それが賢い患者というものです。

田島の本音話② 自分の自然治癒力を薬で弱めないで

「病院に行けば、医者が病気を治してくれる」
「こまめに検査を受けていれば、早いうちに病気を見つけてもらえる」
「早いうちに病院でクスリを出してもらえば、症状を軽く抑えるための予防になる」

そんなふうに思っているとしたら、大きなカン違い。一面的に見れば「その通り」なのですが、本当のところ、病気を治すのはいわゆる自然治癒力。人間の体にはもともと、不具合があれば改善しようとする力が備わっているのです。医療行為はその自然に治る力を補助するに過ぎないのです。

大した症状でもないのに受診しても、検査漬け、クスリ漬けにされて、かえって体に毒というもの。とくに風邪とか、胃腸の不調などの症状は、ほとんどが何もしなくても一両日で治ってしまいます。病院にすっ飛んで行くまでもないでしょう。

それより大事なのは、自分の体の状態を注意深く見守り、重大な病気の始まりかもしれない症状を「これはちょっとふつうじゃない」と見抜く感性を持つことです。

救急だけではない「間に合わない医療」のお粗末な実態

だから、「救急患者のたらい回し」が起こる

救急医療は何のためにあるのか。それは言うまでもなく、急病になった人を一分一秒でも早く病院に運び、適切な治療をすることです。

ところが、この国の救急医療はそうなっていません。救急車の問い合わせで3回以上の病院受け入れ拒否が1年間に何と**1万5千件もある事実をご存じですか**。この現実は、頻繁に報道される「救急患者のたらい回し」事件を見ても明らかですし、データも証明しています。

まず、二〇一四年七月一六日付けの消防庁の資料「救急業務のあり方に関する検討会」から、「救急出動件数の推移」を見てみましょう。二〇〇八年の五百十万件から増え続け、

二〇一三年には五百九十一万件（速報値）となっています。

また**「救急隊の搬送時間の推移（病院収容までの時間）」を見ると、全国平均で二〇一二年は三八・七分。十年前の二〇〇二年が二八・八分だったのと比べると、約十分も遅くなっています。**

この遅れは、出動件数が増えているからではなく、受け入れ医療機関の選定に時間のかかるケースが増えていることが原因だと思われます。

そこで、「医療機関に受け入れの照会を行った回数ごとの件数」を見てみると、初診時に重症または死亡と診断された傷病者の内、八二・四％が一回で受け入れ先が見つかっているものの、二～三回が一三・八％、四～五回が二・六％、六～十回が一・〇％、十一回以上が〇・二％になっています。

件数で言うと、三回以上の受け入れ拒否が一万六千七百三十六件、五回以上が五千三百六件、十回以上が六百八十四件に上ります。

この数字をどう見るか。

搬送に四十分もかかっているのは、明らかに遅すぎるとわかりますね？　本当に急を要する患者の場合は、早ければ早いほどいいに決まっています。最初の二十～三十分が運命の境目ですから、四十分もかかっていては、助かる命も助かりません。

また、受入の照会については、「八割の人が一発で搬送先が決まってるんだから、まあまあいいんじゃないの？」なんてまさか思いませんよね？　ここは、**「約二割、十人に二人が一度の照会では決まらない。五・二％、二十人に一人が四回以上、たらい回しにされている」**と読むべきです。最大照会数に至っては、四十五回というのですから、そもそも「この国に本当に救急病院があるのか」と疑いたくなるほどです。

しかも、ここで示された数字は確率であって、自分もしくは家族が〝当たって〟しまえば、確率は百％になるのです。他人事ではありません。

病人が苦しんでいる横で、救急隊員があちこちの病院に電話をしては断られる様を想像してみてください。考えただけで苦しく、とてもじゃないけど、「まあまあいい」などとは言えないでしょう。

余談ですが、以前、ヒラリークリントンが来日して、日本のすぐれた病院の仕組みを参考にしようとしたとき、逆にこういう病院の現実を目の当たりにして、あきれて早々に帰っていったという話があります。

話をもどしましょう。ではなぜ、一刻を争う救急の現場で、このようなたらい回しが起きてしまうのか。医療側の言い分はこうです。

「別の救急患者の治療をしていて、受け入れても対応ができない」

「たまたま専門医が不在で、対応できない」

「ベッドが満床のため、受け入れられない」

などなど。医療機関側は決まって、「受け入れを拒否しているわけではない。しょうがないのだ」というような言い方をしますが、責任逃れにしか聞こえません。

一番の問題点は、救急患者を受け入れるかどうかが、病院側の都合、担当医師の都合で決められることです。たとえかかり付けの病院があっても、そこの都合が悪ければ、どこの病院に運ばれるかわからないのです。

これでは極端な話、「急に病気になられても困るんですよ。こちらの都合のいいときに、病気になってくださいね」と言っているようなものではありませんか。曲りなりにも堂々と「救急病院」の看板を掲げている医療機関に、こんなことは許されるものではないでしょう。

このたらい回し問題にもまた、病院のゼニ勘定主義が潜んでいます。

現在、日本の救急医療システムは「ピラミッド型」の三層構造になっています。ざっくり言うと、

・一次救急——軽症患者に対応（診療所、クリニック）
・二次救急——中等症患者に対応（手術や検査のできる、入院設備のある病院）
・三次救急——重症患者に対応（救命救急センター）

この三層構造のなかで〝主役〟となるべきは二次救急です。三次救急は二次では間に合わないときの補完をするところであり、二次ではどうしても手に負えない症例を受けるところ。いわば〝最後の砦〟です。

この図式に従って、主役たる二次救急医療施設の条件には、たとえば「二十四時間いつでも、急性虫垂炎や消化管穿孔《せんこう》などの手術ができる、レントゲンが撮れる、各種検査ができる」などの体制が整備されていなければなりません。

各自治体はその要件を満たしている病院に対して、年間千五百万円から二千万円の補助金を出しています。

ところが現実には、補助金をもらっていても、やるべきことをやらない・できない医療施設が相当数あるのです。病院にとって補助金という既得権益が、経営の収入源となっているからです。

つまり、企業が利益率を上げるためにコンプライアンス（法定遵守）違反も辞さずにコスト削減をしてしまうように、病院がたとえば救急医療に必要な人員を減らしたり、ベッドに空きをつくっておかなかったりする。人件費をはじめとする経費節減に走ってしまうわけです。

結果、夜間に救急受け入れの要請がきたときに、「当直がひとりしかなくて対応できない」とか、「今日は放射線技師がいない、検査技師がいない、手術をできる医師がいない」「ベッドが満床だ」といった事態が起きる。

しかも、当直医にしてみれば、「人手がなくて忙しいうえに、そのぶんの手当もないんだ。急患の受け入れなんて、面倒なことはしたくない」てなものでしょう。たとえ医師にやる気があっても、「自分の専門領域ではないから、できない」という場合もあります。本来なら、外科系・内科系・小児系それぞれに複数の当直医を待機させておくべきなのですが。

いずれにせよ、こうして二次救急が機能不全に陥っているのです。間に合わない二次救急はないほうがすっきりするようにさえ思われます。

ふつうに考えれば、行政は「救急病院としての役割を果たせないなら、補助金は召し上げだ」とペナルティを課すべきなのですが、そうなっていないのがまた困ったところです。「お金をあげるから、やってくださいね」と丸投げして、あとは知らん顔。だから、救急に対応できるだけの体制がないままに、救急病院として通用している病院が増える一方なのです。

患者としては、こういった救急体制の不備を知ったうえで、たらい回しされることのないよう、策を打っておく必要があります。これについては「田島の本音話③」を参照してください。

入院患者が病院からこの扱いで見放されている

「入院していれば、何か異変が起きても、すぐに対処してもらえる。家にいるよりも安全なはずだ」

自分や家族が入院という好ましくない状況に陥っても、見方を変えれば前向きになれる。そう思いたい気持ちはわかります。

しかし、それは気休めでしかありません。心を鬼にして申し上げると、「入院しているからといって、患者は決して安全地帯にいるわけではない」――。

このことは知っておくべきでしょう。「え、どうして?」と思うかもしれませんね。多くの人が「病院はあらゆる疾患に対処できる」と信じ込んでいるからです。

でも、よく考えてみてください。救急患者の受け入れさえ満足にできない病院が、どうして入院患者の急変に対応できるでしょうか。

救急患者が外から運び込まれようが、自分の病院のなかにいようが、状況はそう変わらないのです。

だから、入院患者が急変を起したとき、「うちの病院では対応できません」となってしまうわけです。

こんな理不尽がまかり通るのはおかしい。それなのに国民ばかりか医者までもが、急変に対して適切に対応できないことを「仕方がない」とあきらめているのです。

日本にある病院の約三分の二は、病床数二百床未満の中小病院です。規模が小さい分、各病院で働く医師の数は少なく、診療科も限られています。

そこにこそ、本物の救急患者を受け入れられない、入院患者の急変に十分な対応ができない元凶があります。

もし日本の病院がアメリカのように「オープン・システム」になっていたら……つまり、病院の近くで開業している専門医が病院に自由に出入りする仕組みになっていれば、多くの専門領域をカバーできます。ここを変えれば、急患に対応できる範囲がぐんと広がるのです。

このことについては後述するとして、中小病院でさらに問題なのは「常勤の病理医が雇用されていない」ところが少なくない、ということです。

たとえば、がんの手術をする場合、手術中に迅速に病理検査をすることが必要になります。がんの範囲を正確に測定しながら、手術を進めなくてはならないからです。病理医がいなければ、これができないのです。患者にとっても、外科医にとっても、こんなに不都合なことはありません。

また、**麻酔医を常勤医として雇用している病院が、全病院の二割に過ぎないことも問題**

です。

麻酔医のいない多くの中小病院では、緊急手術が必要になったとき、その麻酔医の確保に手間取るのです。確保できなければ転院してもらわざるをえず、手術を始める時間が大幅に遅れてしまいます。

これでは「病院が患者を見放している」のも同然。やはり「中小病院は機能不全に陥っている」と言っても過言ではありません。

各地のがんセンター病院が〝がん難民〟を吐き出す

こういった機能不全は、中小病院だけの問題ではありません。特定疾患に特化した病院も同じ。とりわけ憂慮されるのは、各地にあるがんセンター病院です。

がんセンター病院は規模が大きく、中小病院のように「病理医や麻酔医がいない」ということはありません。それに、現代人がもっとも恐れているがんという病気を専門としているので、心強い存在だと感じる人は多いでしょう。

しかし、大きな弱点があります。それは、がんの診療しかしないことです。「できない」と言った方が本当でしょう。

がん患者のなかには、がんだけではなく糖尿病や心臓疾患などのある人もいます。また、がんで入院しているときに、急性心筋梗塞や脳出血などを発症する恐れもあります。でも、**そういうほかの疾患のある患者は、がんセンター病院では適切な診療は出来ない場合がほとんどでしょう**。

がん患者にしてみれば、せっかくがんセンター病院で最高の治療をしてもらえると思ったのに、ガッカリです。落胆の余り、病状が悪化しないとも限りません。

「がん難民」という言葉を聞いたことがありますね？　一般的には、「治療をしてくれる病院や医師を求めて、見つからないままにさまよっているがん患者」を意味します。

そのなかには「手を尽くし切って、もう治療することはできません。あとは、緩和医療になります」と言い渡された方がいます。

ただ、そうは言われても、「まだ何かできる治療があるんじゃないか」と思うのが人情というもの。いきなり、何の治療もせずに、ただ死を待つだけの緩和医療にシフトすることに、強い抵抗を覚えるでしょう。

つい最近も、私のところに「**小田原のほうの病院で肺がんの手術をし、2か月ほどで再**

発し、抗がん剤も効きにくい大細胞がんなので、打つ手はない」と執刀医に言われて相談に来た患者さんがいます。

たしかに、大細胞がんはやっかいです。抗がん剤が効きにくい、というのも本当です。でも、だからといって治療レスで患者を放り出すなど、ドクター・ハラスメントではありませんか。患者には聞きたくないことは聞かない権利もあるのです。

私はいくつかの地域の病院を紹介しましたが、どこも受け入れなかったそうです。そうして最終的には、遠いけれどもしょうがないと、私の勤務する病院の呼吸器内科の先生によくよく話をして、抗がん剤治療をやってもらうことにしたのでした。

治療を拒絶した病院の言い分もわからなくはないのです。ようするに、治る見込みのない患者にばかり関わってはいられないからです。ほかの患者に対する診療が、それでおろそかになってしまう危険もありますから。

ただ、たとえばホスピスに移ってもらうにしても、患者が納得するまでコミュニケーションを重ねるのが医師の務めです。一回こっきりの面談ではダメで、何度か面談をし、その患者がどの辺までの情報が欲しいのかを探りながら、患者が自分でその後の治療方法の答えを出せるようサポートしてあげる必要があるのです。

最近は「ＥＢＭ（科学的根拠に基づいた診療方法）」と称して、「わかったことをすべてあからさまに患者に告げる」ことが当たり前のようになっています。一方で、「患者が知りたくない情報を、医師が勝手に与えてはいけない」というルールだってあるのです。前者のやり方でいくなら「もう打つ手はありません」となりますが、後者のルールに従って、患者の気持ちを忖度《そんたく》することもまた重要ではないでしょうか。

患者のほうも、医師から治療を拒絶されようとも、たとえば「とにかく抗がん剤治療をやってください。効かなくてもいい。何もしないで死ぬのはイヤなんです」というふうに強く主張したほうがいい。効かなかったにしても、納得できるではありませんか。

そういう患者とは別に、いまお話ししたような、「ほかの疾患があるためにがんセンター病院から門前払いを食わされた」がん患者もまた「がん難民」と言えるのではないでしょうか。

その意味で私は、「がんセンター病院が、がん難民をつくりだしている」とすら思います。

さすがにマズイと感じたのか、最近になって一部のがんセンター病院で総合内科医の雇用が始まっています。でも、「しょせんは付け焼刃」の感が否めません。

もともと日本の医師は急性期医療、つまり命が危機的状況にある患者を回復期に向かわせる医療を苦手としていることもあって、なかなか人材を確保できないからです。仮に一時的に態勢を整えることができたとしても、本物の重症者を数日間以上にわたって一人の医師で診ることには限界があるのです。結果、一般病院に転院してもらうことが多くなるのです。

本当はがん専門医だって、急性期医療を経験したほうがいい。医師としての臨床力に幅ができるし、技術のレベルも上がります。専門医といえども、そういった認識をもって医療に取り組むことが望まれます。

いずれにせよ、ダメな救急医療はダメな医療全般の部分像。この国の医療は、どこを切っても「間に合わない医療」になっているのです。「患者には関係ない」などと思わず、この現実を直視していただきたい。国民のみんなにわかっていただくことが、本物の「医療改革」への道を開くのですから。

田島の本音話③　万が一のときにかかる病院・医者の当たりをつけておく

救急医療が惨憺たる現状にある以上、ただ手をこまねいていてはダメ。自分に万が一のことが起きたときのために、たらい回しされる危険を見越して何らかの手を打っておく必要があります。ひとことで言えば、「運び込んでもらう病院を自分で指定できるよう、医者・病院の当たりをつけておく」ことです。具体的には、予備受診をしておくことがポイントになりますが、次のような手順で〝病院定め〟をするといいでしょう。

①自分がどんな病気にかかりやすいか、予測を立てる

病気に関しては常に「想定外」がつきものですが、ある程度は推測できます。その場合、参考になるのは「親兄弟がどんな病気にかかったか」「健康診断でどこを指摘されたか」「日本人はどの年齢層にどんな病気が多いか」「自分は日ごろ、どんな体調不良に悩む

でしょう。

ことが多いか」といったこと。ネットや看護師向けの教科書などを参考にするとよいでしょう。

②疾患ごとに、病院の目星をつける

これはちょっと難しいと感じるかもしれませんが、予備診療のための準備ですから、気軽に考えてけっこう。近所で評判がいいとか、自分が「良さそうだな」と感じたところをリストアップしてみてください。

③予備受診をする

目星をつけた病院で予備受診をしておきましょう。どこも悪くなくても大丈夫。何か理由をつけて検査をしてもらう、予防接種を受ける、といったことは可能です。そのときに病院の雰囲気や医者・看護師・職員の対応姿勢、待合室での患者の会話などをチェック。自分と相性がいいかどうかくらいはわかります。

こうして、実際に急病になったときにお世話になる病院・医者の当たりをつけ、診察券を手元に準備しておくと、救急隊員はそれを尊重してくれます。

あらかじめお目当ての病院に「急病のときに診てもらえる」約束を取り付けておくと、

なおけっこう。**救急搬送のときは「いつも診てもらっている」ことが、非常に重要なのです。**

2章

病院の「密室体質」を全部暴《あば》く

多発する医療事故——医者に殺される⁉

医療過誤による死亡者数は、
交通事故による死亡者数の五倍以上！

日本では毎年、「二万四千人が医療過誤により死亡している」と推計されています。この人数は、二〇一三年度の年間自殺者数（二万七千百九十五人）に近い多さ。交通事故による年間死亡者数、四千四百十一人（二〇一三年度）に比べると、何と五倍以上にも上ります。

しかも、これは「少なく見積もった」数字。アメリカでの医療事故死の分析調査から、人口比率で「推計」されたものなのです。つまり、「アメリカでは医療過誤による死亡者数が四万四千〜九万八千人だから、人口が約三分の一の日本だと、このくらいだろう」

という、極めて根拠に乏しい計算からはじき出されているのです。

この計算式を当てはめる以上、「日米の人口当たりの診療行為の施行数に大きな違いがない」という前提がなければなりません。

そんなことはありえない。前にお話ししたように、医療用の放射線被曝量ひとつとっても、諸外国の四倍近いのです。そこから類推すれば、過剰診療が常態化している日本の医療においては、人口当たりの診療行為の施行数は少なく見積もっても、アメリカの三倍はあるのではないでしょうか。

だとしたら、医療過誤による死亡者数はとても二万四千人とは思えません。現に三万八千人という数字もあり、実際には軽く四万人、五万人に達するのではないかとさえ懸念されます。

もっとも一般的には、過剰診療の対象になる患者は重症者が少ないので、医療事故に遭う頻度も少ない、ということは言えます。それでも、ゼロではない。もし、本来なら必要のない診療行為を受けて、命を失うことになってしまったら……そう考えると、いたたまれない気持ちになりますよね？

医療事故は「密室」で起きている

日本で医療事故が起こりやすいのは、なぜだと思いますか?

それは、「医療行為が『密室』で行われている」からです。

「密室」というのは、**医療行為を行う者が互いに監視し合うシステムになっていないこと**を意味します。

オープン・システムであれば、病院には近くの開業医やら、複数の専門医グループやらが自由に出入りするので、常に〝同業者の目〟が光っています。ダメ医者・ダメ病院は彼らの客観的評価によって、すぐにあぶりだされるのです。だから、医者は気を抜くわけにはいかず、ゼニ勘定主義に走ることもできません。

また、営業マンの売り上げ競争の如きカネ儲けとは違った、いい意味での競争原理が働きます。なにしろ、腕の悪い医師は生き延びられないのですから、常に互いを切磋琢磨する環境が得られるのです。

残念ながら、日本はそうなっていません。悪く言えば、「仲間内でなぁなぁにやっている」感じです。だから、医療の標準化が遅れたし、〝同業者の目〟がないのをいいことに、新聞に時々報道されるように、とんでもない医療が行われてしまうことがあり、それが表に出にくいのです。

加えて、「密室」であるということは、なかで何が起きているかがよくわかりません。そのため、医療過誤が起こったときに、隠蔽《いんぺい》されやすいのです。

もちろん、医療ミスは隠していいものではない。起きてしまったことは取り返しがつかないけれど、それに対するできる限りの償いはしなければなりません。と同時に、医療現場は同じミスが二度と繰り返されないよう、対策を講じる必要があります。

医療に限らず、ビジネスでも日常生活でも、ミスと名のつくものは何だってそうですよね？　隠蔽してしまえば、ミスはミスのまま放置されるだけ。その場を取り繕うことはできても、事態をいっそう悪くしてしまいます。

そんなことは誰でもわかっている。だから、多くの病院で医療事故を減らそうと、タテマエ上は報告義務を遂行することを重視しています。

「ヒヤリ・ハット」という言葉を聞いたことがありますか？　工場とか建設とか、危険のともなう作業のあるいろんな現場で使われています。「危なく事故になるところだった」と、ヒヤリとした、ハッとしたことを意味します。

大事に至らなかったとしても、そういった「ヒヤリ・ハット」を減らしていかなくてはいけない。医療の現場でもその立場から、「ヒヤリ・ハット」を含めたミスの報告を義務づけているのです。

ここで、医療事故事例報告数を見てみましょう。

公益財団法人日本医療機能評価機構の報告書によると、二〇一三年度に初めて三千件を**越えました。調査を始めた二〇〇五年は千二百六十五件でしたから、ほぼ倍**になっていま

す。

また、「ヒヤリ・ハット」事例の発生は六十万九千件で、前年度と比べて約八万件減少したそうです。

しかし、「件数が多いから悪い、件数が少ないほうが良い」という単純な問題ではありません。というのも、件数が増えていること自体は、そう悪いことではないからです。報告される事例が増えた、別の言い方をすれば隠蔽される事例が減った、という意味では、むしろ良いことと捉《とら》えていい。

ただ、これをもって「隠蔽体質が改善されている」と見るのは早計です。というのも、この調査が対象とするのは、大学病院を中心とする「報告義務のある」医療施設

二百七十四と、任意で報告制度に参加している施設六百九十一施設の計九百六十五施設。任意参加の医療機関は当初の約二・四倍増えているとはいえ、全国にある八千七百もの全病院に占める割合からすればごく一部です。

しかも、調査に参加している病院のなかには、事故件数を「0」としているところもあります。医療事故はあってはならないものだけれど、まったくないというのも考えにくい。「ちゃんと正直に報告しているの？」と疑いたくもなります。

さらに言えば、報告義務対象の病院の二千七百八件の内、事故の後に患者が死亡した例が二百十六件、障害が残る可能性の高い例が二百六十三件ありますが、いずれも「事故との因果関係は不明」といった言い方。真相究明に対する姿勢に、大きな不満が残るところです。

そういったことを考え合わせると、医療事故を隠蔽する体質はそう改善されたとも言えないのが現実でしょう。「病院の評判を落としたくないから」、「仲間全体の評価が悪くならないように」、とくに「重大な事故はできるだけ隠しておこう」というのがホンネと言えそうです。

原因追求の矛先をヒューマン・エラーに向けるフシが…

近ごろ、医療事故が起こると、その原因究明の矛先をヒューマン・エラーに向ける例が多くなっています。

どういうことか。事の始まりは一九九四年。アメリカのダナ・ファーバーがん研究所病院で、入院患者が医療事故により亡くなったことです。原因は抗がん剤が予定量の四倍、過剰に投与されたことでした。

この事故を受けて根本原因を分析した結果、次のような提言が出されました。

「To error is human――人間は誰でも間違える。だから、個人の過失責任を追及するべきではない」――。

日本はこの考え方をいち早く導入しました。医療者の責任逃れに使えると思ったのでしょう。こういうときの反応は早い……。

しかし、この提言の本来の主旨はそこではありません。「個人のミスが起きない環境を構築する」ことにあるはずです。

ところが、日本は都合のいいところだけを取り上げ、原因追求の矛先が現行の医業システムの見直しに向かわないように仕向けている。そうも勘繰《かんぐ》ることができるのです。

日本の医療は一部では進んでいるところもありますが、全体にはアメリカよりレベルが低く、格差が大きいのに、医療環境にメスを入れる重要性には知らんぷりを決め込んでいるように思えてなりません。

かくして、医療事故の対応から真相究明と再発防止という観点が抜け落ち、現行の医業システムを大前提にした議論だけが展開されているわけです。

私に言わせれば、「この国の医療は、医療事故に関して『見ざる・言わざる・聞かざる』の姿勢を維持することに終始するばかり。医業システムの問題をヒューマン・エラーの問題にすり替えている」だけのこと。みなさんもそこをしっかり見抜き、医療者側の都合に振り回されてはいけません。

田島の本音話④「もしかして医療ミス？」と思ったら

医療ミスは種類も質も程度もさまざま。何をもって医療ミスと判断するかは難しいところです。たいていの場合、患者にとって医療は門外漢ですから、医師や看護師などの行動をいくら子細に観察しても、一目でミスと見抜くことはまずできません。

それでも、そのときの医者の様子や、看護師の反応などを見て、「え、変じゃない？」と思うことがあったら、遠慮せずに堂々と説明を求めることをお勧めします。あらかじめ、そのときの状況を忘れないうちにメモしておくといいでしょう。

説明を求めるときは、最初からミスと決めつけてケンカ腰にならないこと。現実には患者側の誤解であることが多く、高圧的に迫られると医療側もいい気持ちはせず、互いの間に険悪な空気を漂わせてしまいます。

ここは、「素人でわからないので、教えていただけませんか？」と下手に出るのがいいでしょう。ていねいな説明が受けられるし、医療側も「ああ、患者さんはこういうことに疑念を抱くんだな」とわかり、その後の医療に役立てられます。

頼れる病院・頼ってはいけない病院

病院の選択肢があり過ぎるという不幸

日本には中小病院が乱立しています。とくに首都圏では、駅ごとに、密集地帯では通りごとにあるくらいです。

一見すると「選びたい放題」で、多くの選択肢を与えられる患者はそれを幸せなことだと感じるかもしれません。

しかし、たくさんの病院があるということは逆に言えば、必ずしも良い病院ばかりではないことの現われでもあります。何よりも、選択肢が多過ぎて、患者は「選べない」状況に置かれている、とも言えます。

こんなふうに患者が病院を選ばなければならないのは、行政の怠慢でもあるのです。なぜなら、「国民に適切な医療を提供できる体制を整える」ことは本来、行政をはじめ医療機関、医療者側の責務だからです。そこを怠って、つまり医療に「たくさんの病院があっていいでしょう?」と言わんばかりの仮面をかぶせて、患者に最適な医療を求めるという〝仕事〟を与えているだけなのです。

しかも患者にとって不幸なのは、選択肢にある多くの病院のレベルが低いことです。悪く言えば、「そう良くもない病院から、少しでもマシな病院を選ぶ」感じ。本当は「どの病院を選んでも、遜色のない良い病院」であるべきなのに、そうはなっていないのです。

そんな状態に置かれて久しいいま、患者は現状に慣らされて、理想の医療像をイメージしにくくなっています。それどころか、医療者までが「これでいいんだ」と、理想の追求をしなくなっているのが現状です。

何がまずいのか。中小病院で一番の問題点は、「その病院で治療が完結しない」ことです。理想を言えば、入院患者が何か別の病気を発症したり、急変したりした場合も、適切な対応ができなければいけません。

中小病院の多くはそれができず、何かあると「うちではできない」と、すぐに患者を大きな病院に移送するようなことが、日常的に起こっているのです。もちろん、大きな病院でしか対応できないケースは例外的にありますが、あまりにもレベルが低すぎます。

日本は「救急医療と一般医療を別立てにした」ために、「救急は別だ」と考える医者が増え過ぎた感があります。これは言い方を変えれば、

「放っておいても治る患者だけを診て、その枠からはずれる患者は大きな病院に渡してしまえばいい」

とする考え方でしかありません。

大きな病院が良いとはかぎらない

「だったら、最初から大きな病院に行けばいいんじゃない？」と思うかもしれませんね。実際、軽い病気でも「とにかく大きな病院へ」と考える患者が多いようです。ただ、ここがまた難しいところです。

というのも、医師の技量に対する信頼度が高い病院というのは、その評価がだいたいにおいて専門性に関わる部分についてだからです。

つまり、専門領域の狭間に入る患者にとっては、必ずしも良いとは言えないのです。大

きな病院に頼るにしても、専門性よりも**「主要な科が揃っていて、それぞれの科に複数の医師を揃えている」ことを重視**したほうがいいでしょう。

また、大きな病院といえども、経営母体はさまざま。なかには**「いったん入院すると、過剰検査を受けさせることを徹底している」チェーン病院**などもあります。

大きな病院にかかれば安心というわけではなく、ゼニ勘定主義に走っているかどうかを見極めることが大切なのです。患者としてはまず、検査をありがたがる姿勢を改めないと、こういう医療を良いと判断しがち、注意が必要です。

あとひとつ、手術を受ける際にも、病院の規模が大きければ大きいほど良い、とも言えません。規模の大きな病院は「教育病院」とも呼ばれ、医学生や研修医を育成する役割も担っているので、「研修医に手術させて訓練する」場面も出てきます。

もちろん、どんな医師にも「初めての手術」はあります。だから悪いというわけではないし、どの病院も「ベテランが執刀する場合とほとんど変わらない結果になる」と信じられる場合に限って、研修医に執刀してもらうのが原則です。

だから、そう気にする必要はありません。ただ、昨今は外科医志望者が減っていることもあって、病院によっては人員を確保しようと、研修医におもねるかのように、早いうちに手術を経験させる例もあることを覚えておいてください。

ようするに、大規模な病院で手術する場合は、ベストな組み合わせで人手を揃えて施行されるとは限らないことを覚悟する必要があります。

ほんとうに頼れる医者とは

中小病院はダメ、大きな病院もダメ、専門病院もダメ……何だか身も蓋もないことを言い連ねてしまいましたが、「良い病院・良い医者にかかりたい」とは誰もが思うこと。患者はせめて、

「悪い病院にひっかからない」

よう、ある程度たしかな評価の目を持つことが大切です。

医業システムの改革が望めない現状にあっても、「頼れる医者」がいないわけではありません。ここで「どういう医者が頼れるのか」を考えてみましょう。チェックポイントの参考にしてください。

「頼れる医者」を定義するなら、「腕がたしかで、親切な医者」となります。「腕がたしか

かどうか」はともかく、「親切な医者かどうか」は実際に診察を受けてみれば、すぐにわかります。

それが端的に表れるのが、「患者の話をよく聞き、患者の立場に立って納得のゆく説明をしてくれる」かどうか。

逆に言えば、患者の訴えに対して、耳を貸さない医者はアウト。話もそこそこに「検査してみなければわかりませんからね。はい、検査、検査」と言わんばかりの対応をしたり、話を右から左へと受け流しながら「じゃあ、このクスリ、あのクスリ」とクスリの数を増やすことに一生懸命だったりします。

あと、説明を求めたときに、直接「素人に話したって、わからないでしょ」と言わないまでも、その態度がアリアリの医者もいけません。患者を見下している証拠です。だいたい、大したことのない医者ほど威張りたがるものなのです。

体調を一番よく知っているのは、患者自身です。ちゃんと診察する気持ちがあれば、医者は真摯に耳を傾けてくれるはず。そこをよく見極めてください。

また、話を聞いた後、すぐに病名を決めつけないのが良い医者。たとえば患者が腹痛を訴えたとしても、胃腸系の病気とは限りません。帯状疱疹、心筋梗塞、大動脈解離、泌尿器科系、産婦人科系など、さまざまな可能性があります。あらゆる可能性を視野に入れているかどうかもチェックしたいところです。

さらに触診に入るとき、患者が痛がっている部分をいきなり触るようでは、良い医者とは言えません。その部位の筋肉が硬くなり、正確な診断ができないからです。そうではなく、痛くない部分から「ここは痛いですか？」と言いながら触る医者は信頼できます。

とくに大事なのは、かかりつけ医の選び方です。

もし重大な疾患があった場合、それを発見したり、自分のところで対応できないときはベストな病院に紹介したりする窓口としての機能もありますから、かかりつけ医がダメ医者だと、大変な事態に発展する恐れがあります。

開業医か勤務医かで事情は違ってきますが、かかりつけ医を選ぶときは、次のことをイメージしてください。

第一に、「家族全員の健康状態や生活パターンなどを管理して、生活面のアドバイスまで期待できる存在」であること。

第二に、「病気になったときは、一日二十四時間、いつでも電話相談に応じる」こと。

第三に、「他の病院に入院することになったときは、紹介状を書くだけではなく、病院にも駆けつけ、さらに退院後の経過にまで気を配る」こと。

三つめは、日本はオープン・システムではないので、ちょっと難しいかもしれませんが、少なくとも第一と第二の条件を満たしている医者が望ましいでしょう。

そういう意味では、近所の開業医はあまり頼りになりません。自分の都合の良い時間帯に、自分の専門に都合の良い患者だけを診療する態勢ですし、時間外や夜間、休日は原則として対応してくれませんから。

ある程度大きな病院にかかりつけ医を持っておくことが、ベストな選択と言えそうです。

名医だの、病院の治療成績だの、マスメディアの情報の鵜呑みにご注意

病院や医師を選ぶとき、マスメディアの評価を参考にする人も多いのではないかと推察します。

新聞や雑誌、テレビ、ネットのサイトなど、マスメディアがこぞって病院のランク付けをしていますからね。それも、ごていねいに疾患別に「名医ベストテン」やら、「信頼で

きる病院ベストテン」などと銘打って。

書籍も同じ。『手術数でわかる良い病院』とか『病院の実力』といった本がさかんに出版されています。

しかし、そういった情報を鵜呑みにしてはいけません。医療の質というのは、症例数とか手術の成功率・治癒率などの「数字」で表わせるものではないのです。

たとえば、**「名医ベストテン」に登場する医者は、ある疾患の患者を多く扱う施設のヘッドである場合が多いのです。そのヘッドの腕がトップであるかどうかは別問題。**質的なランク付けとは言い難いものがあります。

それに、リストアップの方法も疑わしい。というのも、学会関係でのもたれ合い、仲間の間での推薦のし合いなどを元にして作成されることが多いからです。

いずれにせよ、ベストテンに名を連ねる医師が「名医」と呼ばれるにふさわしい診療の質を有しているかどうかは、なかなか評価できないのです。つまり、**「名医ベストテン」に載る医者が必ずしも名医とはかぎらない**といえます。

また「がん」の場合、早期がんと進行がんの割合が、病院によって異なります。早期がんの患者の多い病院のほうが、治療成績は良くて当たり前でしょう。

一方、**症状が悪化するリスクの高い進行がんの患者を多く抱えている病院は、全体の治療成績が下がります。**

そういったがんの進み具合を勘案せずに、いっしょくたにして平均値を出したところで、正確な比較にはならないのです。

さらに、がんの手術などでは、成功率の高さがそのまま長期生存率の高さにつながらないことにも注意したいところです。

リスクの高い手術が多ければ、それだけ成功率は低くなります。逆に、簡単な手術であれば、自ずと成功率は高くなります。成功率が高いからといって、腕がいいとは限らないのです。

それに、リスクの高い手術をすれば、合併症の問題があって、成功率は低くなります。でも、長期的に見れば、治癒率が高くなる可能性があるのです。

あとひとつ、がんの治療成績に関しては、よく「生存率」という数字で表わされます。

これがまた、がん専門の病院の間でも開きが大きく、患者は不安にさせられるばかりです。

数年前に公表された全がん協加盟施設の共同調査のデータから、がん専門施設の成績を五年生存率で見てみると、

・乳がん――――八六・六～九五・二％
・肺がん――――二四・七～五二・一％
・胃がん――――五九・九～八〇・六％
・大腸がん――――六六・八～八一・五％

となっています。乳がんは一〇％以下の差におさまっているものの、肺がんに至っては三〇％近い開きがあるのです。

「そんなに開きがあるの？」と驚くかもしれませんが、成績にばらつきが出るのは当たり前のこと。先ほど申し上げたように、施設によってがんの進行度に違いがあるからです。

加えて、切除できないケースが多ければ、当然、治療成績は悪くなります。**五年生存率の低い肺がんだって、国立がんセンター中央病院の切除例だけを見ると、六六・三％と高いのです。がんは切除できるか否かが、治療成績を左右する**わけです。

ほかにも、問題はいろいろあります。

「がん専門病院は余病のある患者を受け入れないため、治療成績が良く、そういう患者を受け入れる一般病院でのがんの治療成績が悪く出る傾向にある」とか、「世間に出回っている症例数や治療成績などのデータは自己申告の寄せ集めであることが多く、報告する側にとって都合の良い部分が出されている可能性がある」等々。

まったくのデタラメだとまでは言いませんが、マスメディアが流す情報はあくまでも指標のひとつであると理解してください。

こうしてみてくると、**専門病院のがん治療実績を鵜呑みにできない理由がみえてくるよう**です。

私が一番懸念しているのは、マスメディアの報道が医師や病院の競争を煽り立てることです。それが切磋琢磨して質を上げる方向で働けばいいのですが、現実には「数の競争」に陥っています。手術の適応を都合の良いように広げて、無用な手術さえ行われている可能性もあるのです。

つまり、医療者側は治療実績を誇りたくて、症例数を増やすことに一生懸命。過剰診療に拍車がかかっているように思えてなりません。

もし過剰診療によって合併症を起こすことなどしたら、法的には「未必《みひつ》の故意《こい》」とされるところ。「数の競争」を煽《あお》るマスメディアにも、何分の一かの責任があるのではないでしょうか。

自己申告によるデータは絶対的な指標にはなりません。医療の質を問うなら、公の第三者組織による正確なデータ収集システムが確立されることが望まれます。そうなって初めて、患者の病院選びに資することができるのです。

簡単にいえば、患者の立場になって考えると、**命を安心してあずけられる病院かどうか、この日本の状況では、たいへん見分けにくい、**といっても過言ではありません。

田島の本音話⑤　病院の良し悪しを嗅ぎ分ける方法

どんな病院が良いのか、悪いのかを見極めるのは、悩ましい問題です。でも、ある程度は「評判をリサーチする」ことでわかります。その方法を五つ、紹介しましょう。

一つは、混み具合。一般的に、評判のいい病院はいつも混み合っています。それだけ患者に頼りにされているわけですから、医療力も高いと見ていいでしょう。ただし、あんまり混んでいるのも考えもの。一人ひとりの患者に時間をかけられないために、じっくりと診察してもらえない可能性があります。

二つ目は、施設のハード部分の充実度。豪華過ぎる印象を受けるようであれば、避けたほうが無難です。過剰な設備投資をすれば、ゼニ勘定の診療姿勢にならざるをえないところ。投資の元を取るために、過剰診療・過剰検査が常態化していることが考えられます。

三つ目は、対応がていねい過ぎないこと。昨今は「医療もサービス業」とばかりに、患者を「患者さま」と呼ぶような風潮がありますが、心がともなっていない場合がよくあるのです。

それに、〝台所事情〟が厳しいことから、何とか患者を取り込もうと焦っていることの現われであることも。下手すると、親切ごかしに〝医療の押し売り〟をされる危険もあります。

四つ目は、地域の評判。たとえばタクシーの運転手は、病院に出入りする患者や家族、見舞客などを乗せて、いろんな話を耳にしているので、頼れる情報源になります。

また、病院内の売店で買い物ついでに店員と世間話をしたり、そこで買い物する患者や家族の会話に耳を傾けたり、清掃員に探りを入れてみたりするのもいいでしょう。

五つ目は、気軽に相談できる医師の友人を持つこと。医師というのは誰しも、頭のなかに、「自分が患者になったら、この医師に診てもらおう」と決めている医師をリストアップしているものです。信頼できる医師・病院を紹介してもらうのに、これほど頼りになる存在はありません。

医師の友人がいなくても、見つけることは可能。医師の友人のいる友人に紹介してもらうとか、講演会に出かけて「この人」と思う医師にアプローチするとか、方法はいくらでもあります。元気なうちに、ぜひ見つけておいてください。

医療のこの不備が患者の疑念の元になる

「コンビニ受診」が減らない本当の理由

ちょっと風邪気味だ、頭痛がしてきた、何となく胃が重い、二日も便秘してる、今朝は少し便がゆるかった、筋肉痛になった、一瞬めまいがした、目が充血した、微熱がある、転んですり傷ができた、虫にさされた……本当にちょっと体調を崩しただけでも、「**少し経過を見ようかな」という発想もなく、医療機関にすっ飛んでいく、もしくは救急車を呼**ぶ患者が増えてきました。

「**少し経過を見ようかな**」という発想もなく、**時間帯も考えずに、受診する患者**を称して「コンビニ受診」——。

こう言うと、何だか「病院をコンビニのように利用する」患者が悪いように聞こえます

が、そうではありません。元を正せば、医療側のゼニ勘定診療姿勢が引き起こした現象なのです。医療側が長年に渡って、

「いつでも、気軽に病院に行きなさい。たくさん検査をしてあげますよ。たくさんクスリを出しますよ。国民は皆保険制度に守られているのですから、お金の心配もいりませんよ」

と、国民を飼い慣らしてきた結果でしょう。

これは言い換えれば、「過剰診療・過剰検査を見えにくくするために、医療をサービス業化してきた」医療側の責任です。そうやって、しこたまゼニ勘定医療をしておいて、いまになって、

「時間外や夜間でも、平気で受診に訪れる患者が多くて困る」

「緊急性のない軽症患者が、タクシーがわりに救急車を使うのはいかがなものか」

「救急外来でも日中と同じレベルの検査が受けられないと納得しない患者や家族もいて、対応に四苦八苦する」

などと悲鳴を上げているのです。

医療側が国民をそう躾けてきたのですから、患者に不満をぶつけるのは本末転倒というものです。

最近は、国民に病気やケガについて知ってもらう啓発運動を展開したり、電話相談の窓口を増やしたりして、不要な受診を控えてもらう試みも盛んになってきたものの、そんなことで「コンビニ受診」が減らせるはずはありません。国民側にもう、「過剰受診が当たり前」という習性が身についてしまっているからです。

では、どうすればいいか。ポイントは二つあります。

一つは、医療者側が本来あるべき医療を実践する姿勢に立ち返ること。ゼニ勘定を二の次にして、過剰な診療・検査を行わないことです。そのためにも、医業のシステムを正す必要があるのです。

国民皆保険制度の下で利権を貪ってきた体制を打破するのは、そう簡単ではありません。それでも、やらなくてはいけない。私はそう考えています。

もう一つのポイントは、国民が「ゼニ勘定主義の医療の犠牲になっている」という現実を直視すること。そうすれば、「そんなものの餌食になってたまるか」と気づき、「コンビニ受診」を控える気持ちにもなるでしょう。

こちらもまた、過剰診療・過剰検査に慣らされた国民にとっては、クリアするのが難しい高い、高い壁かもしれません。

でも、国民は目覚めなければいけません。ムダな診療・ムダな検査を受けることが、自分の体を悪くすることにもつながるのですから、病院に向かう前にまず自らに問うてみてください。

「病院に行ったら、検査だの、クスリだのに〝汚染〟され、下手すると病気が治るどころか、ひどくなるんじゃないか」と。

医療者へクレームをつけるのは患者が悪いのでしょうか

「コンビニ受診」とともに増えているのが、医療者に対して暴言を吐いたり、暴行におよんだりする患者が増えていることです。

近ごろでは、「モンスター・ペイシェント（患者）」なる言葉があるくらいですから、患者から理不尽な要求を突きつけられるケースは増えているようです。

実際、二〇一一年に東京都内の十一の私立医科大学付属病院で調査したところ、一年間に患者から暴言・暴行などの〝院内暴力〟を受けた者が四割にも上っていることがわかりました。

また、医療従事者向けの情報サービスサイトを運営するケアネットというところが、会員医師千人に行った意識調査では、約七割の医師が「モンスター・ペイシェントに悩まされたことがある」と答えたそうです。

大半が医療スタッフに対するクレームで、「訴えるぞ！」と脅迫したり、患者の要求が理不尽なために応えないと殴りかかってきたり、「土下座して謝れ！」と度を超した謝罪を要求したりする例もあるようです。

患者というのは精神的にも不安定ですから、わがままになりがちです。とはいえ、暴行事件にまで発展すると、医師にとっては明かに業務妨害。「モンスター」と言いたくなる気持ちもわからなくはありません。

しかし、患者ばかりが悪いのでしょうか。

私はそうは思いません。「コンビニ受診」と同じで、問題の根っこは医業システムにあります。

検査漬け、クスリ漬けにされる日々の診療から、医者のゼニ勘定医療が透けて見える。

あるいは、患者の顔色ひとつ見ずに、ひたすらパソコンのモニターを眺めながら診察する医者の姿勢に、患者目線になれない医師の姿勢が感じられましょう。

そういったことへの不満を募らせているから、患者はちょっとしたきっかけで怒りを爆発させるのです。

そもそも「モンスター・ペイシェント」は、医者側が患者を「自分勝手だ」「理不尽な要求をする」と主観的に判断した患者のことです。

もしかしたら、医者はちょっと「その検査は何のためにするのですか?」「そのクスリにはどういう副作用があるのですか?」などと説明を求められただけで、「あっ、モンスター・ペイシェントだ」と判断したのかもしれません。

もちろん、なかには〝本物のモンスター・ペイシェント〟もいるでしょう。でも、そういう患者だって、サービスという名の過剰診療が育ててしまった怪物である可能性が大きいではありませんか。たとえば、

「俺の言う通り、クスリを出せ」とか、

「この検査も、あの検査もやってくれ」

といった要求は、商売化した過剰診療に慣らされた者の言い分とも受け取れるのです。

少し前は、医療者が患者に対して暴言を吐く「ドク・ハラ（ドクター・ハラスメント）」が問題になりました。

これは、病院側・医者側が患者を下に見て、「俺様は偉いんだから、言うことを聞きなさい」とする態度です。患者のほうも根拠なく医者を尊敬する傾向がありますから、そんなふうに高圧的に出られると、黙って医者の指示に従うしかありません。

その種の「ドク・ハラ」は多少減ったと思いますが、「モンスター・ペイシェント」問題だって医療側の一方的な見方と捉えれば、形を変えた「ドク・ハラ」と見ることもできるでしょう。

目下、医療側は「モンスター・ペイシェント」対策として、「暴力事案が発生したら、院内放送でスタッフを集める」とか、「すぐに警察に通報できる非常装置を設置する」といったことを始めているようです。

しかし、目先の対応に終始していてもダメ。医業システムの改革という根源的な問題に踏み込んで議論をすることが求められます。

セカンド・オピニオンで安心を買う賢い活用法

厚生労働省が十五万人の患者を対象に最近行った意識調査によると、「セカンド・オピニオンが必要」と思っている患者が入院患者で三四・六%、外来患者で二三・四%に上っています。

そのなかで実際にセカンド・オピニオンを受ける患者は、三割程度であると報告されています。

この数字を高いと見るか、低いと見るか。

もし、医療に対する信頼度が低くなっていること、あるいは病院によって診療レベルに差があることの裏返しであるならば、捨て置けない問題でしょう。

きちんとした診療を行っていれば、「セカンド・オピニオンは不要」となるわけですから、それだけ医療費のムダづかいをしていることになります。医療の劣化をそのまま放置することにもつながります。

私にはどうも、こちらの可能性が高いのではないかと思えてなりません。

セカンド・オピニオンに関しては、いろいろ誤解もあるようなので、ここで改めてどういうものかを述べておきましょう。

セカンド・オピニオンとは、現在診療を受けている担当医とは別に、違う医師に「第二の意見」を求めることです。

治療に納得がいかないから担当医を替えるとか、転院するといったことでは本来はありません。ここをまず、間違えないようにしてください。

セカンド・オピニオンを受けるということはつまり、治療法の選択肢を広げて、患者が納得のいく治療法を選択できるようにするものなのです。

もしセカンド・オピニオンから別の診断や治療方針が提案されたら、選択肢が二つになりますね？ より納得できるほうを選べます。

また、同じ提案であっても、「いまの治療でいいんだ」となって、やはりより納得して治療に臨むことができます。

だから、セカンド・オピニオンを受けて悪い、ということはありません。むしろ、受けたほうがいい。ただし、注意しなければいけないことがいくつかあります。

一つは、現在の担当医の意見を十分に理解しておくこと。これがないままにセカンド・

オピニオンを受けても、混乱するだけです。

自分のいまの症状はどうなのか、進行度はどのくらいなのか、その治療を勧める理由は何なのか……そういったことを理解していないと、セカンド・オピニオンの意見と何がどう違うのかがわかりません。

そうなると、「わからないから、また別の医者に相談してみよう」となって、複数の医療機関をふらふらとさまようことになりかねないのです。いわゆる「ドクター・ショッピング」状態に陥ります。

ですから、いまの担当医の診断と治療方針を理解したうえで、あらかじめセカンド・オピニオンに何を聞きたいのか、自分はどんなことを希望しているのかをまとめておくこと。相談がスムーズに運びますし、与えられた選択肢に基づいた自分なりの判断がしやすくなります。


二つ目は、セカンド・オピニオンは診療ではなく相談なので、全額が自費になると覚悟する必要があることです。

その金額は一般的には、三十分から一時間当たりで一万円から三万円程度。なかには、都内のあるがん専門病院のように、「三十分で三万一千五百円」なんて高額な相談料を請求するところもあります。

もっとも、いまの病院を見限るのであれば、セカンド・オピニオンを受ける手順を省いて、紹介状なしに別の病院を受診する方法もあります。

それなら保険診療ですから、相談に関わる費用はかかりません。必要とあれば、その病院の医師が前の病院の医師から資料を請求してくれます。

とはいえ**現実には、タテマエでは「前の病院の資料は信頼できない」として、本音では収支勘定のために検査が繰り返される場合がほとんど。**その種の費用は免れないところです。

三つ目は、セカンド・オピニオンの申し出を受けた現在の担当医が気を悪くするかもしれないことは、想定しておくことです。

セカンド・オピニオンを受けるには、現在の担当医にその考えを伝え、紹介状を書いてもらったり、血液検査や病理検査、病理診断などの記録、ＣＴやＭＲＩの画像などを揃えてもらったりする手続きが必要です。

担当医にとっては、これがけっこう手間のかかる作業だし、そのためにほかの外来患者を待たせることにもなります。

それに、担当医としては、「もしかしたら、セカンド・オピニオンのほうに行ってしまうかも」と思うと、自分が描いていた治療プランがご破算になるようで、むなしさを覚えるでしょう。

患者がそんなことに気を使う必要はないのですが、担当医が気を悪くしていると感じても大目に見てあげてください。「狭量なダメ医者」と決めつけるのは、ちょっとかわいそうな気がします。

まじめな医者ほど、自分が治療を完結させたいという意欲に燃えているわけで、セカンド・オピニオンを申し出られるとどうしてもいい気はしないわけです。

現在の担当医に敬意を表するためにも、セカンド・オピニオンの意見を担当医に報告し、今後のことを相談するのが望ましいと思います。

以上、三点がセカンド・オピニオンを受ける際の注意事項です。

ただ私見を言うならば、現在はセカンド・オピニオンがムダに氾濫しているように感じています。

というのも、背景にこの国の医療格差があると思うからです。医療機関側が医療の標準化を怠っていることを、セカンド・オピニオンを求めるという患者側の役割にすり替えているのではないでしょうか。

だいたい、**セカンド・オピニオンを受けるための費用が全額自費だというのもおかしい。言ってみれば、医療側の〝言い値〟ですから、**ここにもゼニ勘定主義のかけらが透けて見えます。

セカンド・オピニオンを煽ることが、この国の不合理な医業の仕組みをヨシとする方向へ民意をリードしていくことにもつながる。このことだけは、覚えておいてください。

医療訴訟のケースを知っておけば問題が起きても慌てない

日本ではいま、医療訴訟問題が深刻化しています。

件数的に急激に増加したのは、二〇〇〇年代に入ってから。一九九九年に横浜市立大病院で起きた「患者取り違え事件」が、大きなきっかけでした。

これは、心臓の手術をする患者と肺の手術をする患者を看護師が取り違え、医師もそれに気づかず、二人の患者に不要な手術をしてしまった、という前代未聞の事件でした。さらにあきれたのは、病院側が、

「心臓の手術を予定していた患者は肺も悪く、肺の手術をすることになっていた患者は心臓も悪かった。どちらの患者も悪いところを治すことができたのだから、結果的に無意味ではなかった」

などと主張したことです。

あまりにも衝撃的な事件だったので、いまも記憶している方も多いのではないかと思います。

また、同じ年には都立広尾病院で、左手中指関節リウマチで手術を受けた患者に、抗生物質の点滴終了後にヘパリン生食を注入する予定だったのを、誤って消毒液を注射して死亡させてしまう、という事件も起きています。

こういった重大な医療過誤が起きたことで、病院・医師に対する信用が大きく失墜。医療そのものに疑惑の目が向けられたのも当然の成り行きというものです。

「メディカル・トリビューン」11年2月号に紹介された医療安全に関するわが国初の前向

き多施設コホート研究によれば、薬剤性有害事象は一〇〇〇人あたりで29件発生し、このうち致死的な有害事象が4・9%死亡に至ったのが1・6%となっています。つまり、入院患者の約三〇〇〇人に一人が命を落としているという話になります。

また、「医療・看護事故の真実と教訓」（ライフサポート社・08年）によると、**わが国で毎年二万四千人、多い推計では三万八千人が医療事故で死亡していると推計されています。**

医療訴訟が増えてきたことについて、医療側は「近ごろの患者は権利意識が強く、何かというと訴訟に訴えようとするから、怖くてしょうがない」などと、自分を被害者のように思っているかもしれません。

しかし、それは間違い。根本的な原因は、医師が患者との間に信頼関係を構築していないことにあります。そりゃあそうです、ゼニ勘定のことで頭がいっぱいの医師を、誰が信頼できるか、という話です。

国民だって、明確ではないにせよ、医療がゼニ勘定を優先していることにうすうす気づいているはず。だから、診療場面で疑いの表情を出す患者も多く、心ある医者はそういう視線にさらされることの辛さを実感しているのです。

医師と患者の間に信頼関係があれば、診療結果がどうであれ、双方が幸福感に満たされるものです。理想を言うなら、患者が医師に対して、

「この医師に手術をしてもらうのであれば、治療をしてもらえるのであれば、たとえ合併症が起っても、また命に関わる危険が生じても満足だ」

と信じられること。医師のほうも、患者にそこまで信じてもらえれば、患者に尽くす心をより強くするでしょう。これ以上の良好な関係はありません。

医師は患者からこういう「志の強化薬」をもらって、信念のプロの医師に成長するのです。医師は大半が、少なくとも出発点では「患者のために誠心誠意努力しよう」と決意しています。これは本当。その志がいつの間にか、不合理な医業システムによって損なわれているのです。

悪いのは医者ではない。医者には厳然として良心がある。だから、医業システムが改革されれば、ホンネとタテマエの間で揺れてゼニ勘定に走る医師はいなくなる。みんなが初志に返ることができる。私はそう信じています。

田島の本音話⑥　**日本はなぜ医療訴訟に備える保険料が安いのか**

「訴訟大国」と呼ばれるアメリカでは、医療も例外ではないようです。かと言って、患者が医師を信頼していないわけではありません。オープン・システムの下、医師はカネ儲けの中心にいないので、患者がその餌食になることはないからです。

けれども、アメリカの医師は医療訴訟が起きた場合の備えとして、かなり高額な保険に入っています。敗訴した場合の賠償金がとてつもなく高いためです。地域によりますが、外科系では保険料が年額千五百万円にもなる例があると聞きます。

それに比べると、日本はかなり安い。たとえば私の場合、二億円補償型で年額五万二千八百二十円です。

もちろん、保険の内容はさまざまで、病院に対する保険との関係もあって、単純な比較はできません。それでも、日本の保険料が安いのは、医療者側が敗訴する率が低く、賠償額もかなり抑えられてきたからでしょう。「医療訴訟の部分でも、日本は医療者側に有利なシステムになっている」と言えそうです。

3章

これがダメな医療の「隠れ蓑《みの》」だ

名ばかりの救急医療、これが実態

「救急医療の体制整備」の名の裏で

国家的なプロジェクトとして「救急医療の体制整備」が始まったのは、一九七〇～八〇年代のことです。

折しも、過剰医療が目立ち始め、〝医者叩き〟が盛んになってきたころ。その矛先を鈍らせるために、このアドバルーンをぶち上げた感があります。マスメディアでさえ、これに相乗りする形で、救急医療にフォーカスした報道をしたのです。

振り返れば、このときに厚生官僚たちの頭のなかに、「医療政策のベースに、『裏の優先課題』を潜ませる」という構想が始まったように思われます。

「裏の優先課題」とは、この場合は「救急医療体制を整備します」という、一見すると国

民の誰もが諸手を挙げて賛成する立派なプロジェクトのこと。これを歓迎しない人はいませんから、

「そんなことよりも、病院・医師のゼニ勘定主義を何とかしたらどうなんだ。医業のシステムを見直すことが先だろう」

なんて声は上がらないのです。

こうして医療行政は、国民の関心を一気に救急医療に向けることに成功した。私はそんなふうに見ています。

結果、どうなったか。

「**救急医療と一般医療は別物である**」

とする不適切な理解が広がってしまったのです。

それによって、**一般病院における救急場面での対応は劣化する一方**です。入院患者の急変に対応できないことは、その典型でしょう。患者や家族のほうも、医療側があたかも当然のことのように、

「この急変にはここでは対応できない。救急医療の分野ですから、別の病院に移送します」

的な説明をおかしいとも思わない。そこまで洗脳されているから、

「急変なんだから、しょうがない」

とあきらめてしまう。

また、満床だとか、担当医がいない、といった理由で救急搬送先がなかなか見つからなくても、それを「たまたまのことで、運が悪かったんだ」と納得してしまう。救急病院であろうと、なかろうと、入院患者の急変に迅速・的確に対応できるのが病院本来の機能であるにもかかわらず、患者は捻じ曲げられた医療観を当たり前のことと受け止めているのです。ものわかりが良すぎるとしか言いようがありません。


繰り返しますが、国家プロジェクトとして救急医療体制を整備する過程で、議論が一般医療とは別枠で論議されるようになった。それはとりもなおさず、

「救急を間に合わせることよりも、医業のシステムを見直さないことを重視している」

ことにほかなりません。

みなさんはここをきちんと認識してください。

こうして医業のシステムをタブー化することが、思わぬところに影響をおよぼしていま

す。

その一例が、二〇〇六年に奈良県大淀町立大淀病院で起きた「妊婦たらい回し死」事件です。

出産時に意識不明となった患者が、十九もの病院に相次いで転院を断られ、ようやく見つかった四十キロ先の病院で死亡しました。遺族は町と担当医に損害賠償を求める訴訟を起こしたものの、大阪地裁はこれを棄却。

「脳の検査に要する時間を考えると、高度な診療が可能な医療機関への搬送を優先した担当医の判断に過失はない。症状の進行は急激で、担当医は想定しうる最善の処置をしたとしても救命はできなかった」

とし、担当医の判断と患者の死亡との因果関係を否定しました。

ただ最後に、「もっと早く搬送されれば助かったのではないかという気持ちは十分に理解できる」としたうえで、こう付言しました。

「**救急医療とは名ばかり**。命を守ることは国や地方公共団体に課されたもっとも基本的な義務である。産科などの救急医療体制が充実し、一人でも多くの命が助けられることを望む」――。

この判決は、「名ばかり救急医療」に言及した点で評価されますが、私はもっと踏み込んだ発言をするべきだったと思っています。ダメなのは救急だけではないのですから、もっと広く高い立場から、

「国民のための医療とは名ばかり。医療ニーズに則《のっと》っていない。根本から医業システムが正されることを望む」

というふうに付言して欲しかった。

そうでなければ、裁判所までが劣化医療の現状を是としていると言われてもしょうがないと思うのです。

救急医療の現実は過酷な労働環境で志望者は減少の一途

前に述べたように、救急医療体制はいま、初期救急医療機関から二次救急医療機関、三次救急医療機関に至る三段階の理想的なピラミッド型に整備されている……ことになっています。

しかし、三次施設の手前での問題が目立っています。救急病院の看板を掲げているにもかかわらず、受け入れ拒否をするところが少なくないのです。

とりわけ「救急医療の間に合わなさ」が深刻なのは、山の手線の駅ごとにいくつも病院があり、各科の専門医軒《のき》を連ねるがごとく開業している首都圏です。

そのあまりのひどさに、二〇〇九年に「東京ルール」というものが導入されました。目的は、二次救急医療機関のテコ入れ。関係者はこれにより、二次救急としての役割をきちんと果たすこと、合わせて病院の連携を改善することを約束したのです。おそらく都民も安心したでしょう。

「これで遠からず、救急の間に合わなさは改善される」と。

それが楽観的解釈であったことは、言うまでもありません。

「約束は破るためにある」とはよく言ったもので、ルールに罰則があるわけではなし、はなから本気で守る気はないのです。

だいたい、機能不全の病院をいくら寄せ集めたところで、事態が改善されるはずはありません。

しかも、隣同士の病院でさえ連携がまったくないのが日本の現状で、誰かの号令で新たな連携関係を構築しても、機能するわけはない。「机上の空論」に終始するばかりです。

そういった二次医療機関のだらしなさの割を食っているのが三次救急医療施設。**本来なら二次施設で対応するべき急患まで運びこまれるのですから、対応に追われて疲弊し切っています。**

当然、労働環境は過酷なものになりますから、救急医療を志望する医師は減少の一途をたどっています。

たとえば神戸大医学部付属病院では二〇一三年四月十六日、「新規の救急搬送患者の受け入れを制限している」ことを明らかにしました。九人いた救急医の内六人が段階的に退職することになり、従来通りの対応ができなくなったからです。

同病院は年間約七千人の救急患者を受け入れ、地域医療の中核を担っていました。それが「過去に受診していない患者は受け入れない」としたのですから、地域の救急医療への影響は小さくありません。

この大量退職の背景には「救急部の教授選にからむ混乱があった」とも言われていますが、労働環境の過酷さも無関係ではないはずです。

こういったことはどこでも起こりうるのではないでしょうか。

そうして救急医が減少すれば、救急医療の間に合わなさにますます拍車がかかるばかりです。

加えて、救命救急センターなどの急性期の病床が、行き場のない高齢者に占拠されている、という現実もあります。

三次施設で救急患者のためのベッドが確保できないとなれば、事態はますます深刻です。現実問題、「急性期病院に入院してきた高齢者が、認知症患者だった」というようなことも、さほど珍しいことではありません。

それに高齢者の場合は、急性期治療が終了しても、いわゆる延命措置を含む高度な医療や看護・介護を受けないと生活できない状況になってしまうことが少なくないのです。

けれども、急性期病院のスタッフは認知症に関する知識が少なかったり、介護に不慣れであったりするため、必ずしも十分な対応ができません。だから、できるだけすみやかに慢性期病院に転院してもらえるように、退院支援を充実させる必要があります。それができていないから、急性期病院は悲鳴を上げているわけです。

以上のことから、この国の救急医療はまさに崖っぷちに立たされていることを、ご理解いただけたのではないかと思います。

「救急医療体制の整備」なんていうのは〝名ばかり国家プロジェクト〟。そこに潜む現実と背景を見逃してはいけません。

田島の本音話⑦　入院が長引くと病院は儲からない、そのとばっちり

行政は近年、「医療費削減」を掲げて、日本中の病院に入院期間を短縮化する努力を続けさせています。その実効性を高めるためか、「平均在院日数が長いと、病院の収入が減る」ように診療報酬の制度設計までしているのです。

入院料は病院の種類や規模、患者数に対する看護師数の配置比率、平均在院日数などで何段階にも区分されています。保険点数で言うと千五百五十五〜九百三十四点と幅があり、これに各種の加算点数の制定があります。

病院側の収支計算からすれば、短期でも急性期の患者を入院させたほうがトク。積極的な診療行為が必要な分だけ、医療収入も上がるからです。

逆に、ただ漫然と回復を待っている患者は、積極的な治療をする必要がないので、あまり儲かりません。

入院が長期化すれば、それなりの収入にはなるものの、それよりも退院していただいて、急性期の患者を入れたほうが儲かるわけです。

ですから、「医療費削減のため」というよりは、病院が儲けるために入院期間の短縮化に努めている、と言ったほうが正しいでしょう。

そのため、入院期間が長くなると、病院側から転院を促されることがよくあります。良くなったと感じていない患者の場合、「追い出された」というふうに感じるのもムリはありません。

どうしても退院したくないなら、強引にでも「もう少し入院させてください」と頼み込むのもひとつの手です。病室がないと言われたら、個室に入れてもらうのもいいでしょう。室料差額は交渉しだい。個室なら儲かるので、病院もそうイヤな顔をしないのではないかと思います。

いずれにせよ、まずはソーシャルワーカーに相談することをお勧めします。

ちなみに、一方で急性期病院であるにもかかわらず、介護型療養のみの患者を多く収容している例もあります。

こちらは「病室を空にしておくよりは、埋めておいたほうが儲かる」という計算があってのこと。**「OECDヘルスデータ二〇一一」によると、日本の病床数は人口当たりでイギリスの四倍、フランスの二倍もあるので、入院の必要性が疑われるような患者も少なくない**のです。

あれもこれも、すべてはゼニ勘定。病院側の真意を見抜くことも大切です。

がん撲滅、「対がん総合戦略」の裏側で起きていること

目的は「医師＝経営者」の構図を隠すこと

国家プロジェクト「対がん総合戦略」が始まったのは中曽根政権下、一九八四年のことです。基礎研究を中心に進められ、一次終了後の一九九四年度からは「がん克服新十カ年計画」、二〇〇四年度からは「第三次対がん十カ年総合戦略」へと引き継がれてきました。

戦略目標とされたのはそれぞれ、

「がんの本態解明を図《はか》る」（第一次）

「がんの本態解明から克服へ」（第二次）

「がんの罹患《りかん》率と死亡率の激減」（第三次）

となっています。

そして四次となる二〇一四年度からは、二〇一二年に改定された「がん対策推進基本計

画」に基づいて「がん研究十カ年戦略」が定められています。その目標は、「患者・社会と協働した研究を総合的かつ計画的に推進することにより、がんの根治、がんの予防、がんとの共生をよりいっそう実現し、『がん対策推進基本計画』の全体目標を達成すること」

とされています。

四十年に渡って続けられてきたこの国家プロジェクトは、もはや「終わりなき計画」の様相を呈しています。言いかえると、**これだけ国を挙げて対がん診療対策を40年やっても、がん患者の救われない状況は一向に大きな変化はみられない**というわけです。

ここでまず、スタート当初のことを振りかえってみましょう。

時代的には、日本中がバブル景気に浮かれつつあったころ。医大や病院の新設ラッシュが一段落し、「医師＝経営者」の構図の下で繰り広げられる〝ゼニ勘定医療〟が目立ち始めた時代でもありました。

医療行政としては、何としてでもこれを隠さなければならない。そこで、前項に述べた救急医療整備に続く新たなプロジェクトが求められていたのです。

その恰好の材料となったのが、がん診療です。なにしろ、がんは日本人の死亡原因の一位であり、国民の健康上の最大関心事。注目度が高いこと、このうえない。マスメディアも含めて、話題に事欠かないプロジェクトになります。当然、関係者はわれもわれもとこぞって加勢します。

スタート時に投じられた予算は一千億円超え！　三年後の八七年には日本の国民一人当たりのGDPがアメリカを追い越したのですから、よほど経済的な余裕があったのでしょう。巨大プロジェクトを始めることに対する抵抗はなかったように思われます。

かくして、国民の関心は「間に合わない医療」全般から遠ざかり、がん診療ばかりに向かうことになったのです。

余談ながら、私の義父、石川七郎は国立がんセンターの総長を務めており、このプロジェクトの推進派リーダーでもありました。そんな関係上、少々複雑な思いで本稿を執筆しています。

さて、このプロジェクトで取り上げられる話題は、検診、診断法、治療法、フォローアップ、各診療機関の治療成績の比較、精神面での対応、リハビリテーション、再発時の診療法、緩和医療、がんサバイバーシップ（がんを経験した人が、生活していくうえで直面する課題を、家族や医療関係者、他の経験者と共に乗りこえていくこと。また、そのためのサポートのこと）などなど、多岐にわたります。

これをうまく利用して、たとえば開業医が「緩和ケア診療体制の要員として、在宅ケア分野で活躍している」とアピールするなどしています。日本医師会もテレビ広告で「医療は病院の中だけではない」なんてやっていましたね？　そんな部分にもやはり、ゼニ勘定のにおいがプンプンします。

では、このプロジェクトの成果はどうだったのでしょうか。前半には、「がんに関する基礎研究が世界に追いつき、一部では追い越すことができた」とも言われました。厚生労働省の言い方を借りるならば、「遺伝子レベルで病態の理解が進むなど、がんの本態解明の進展とともに、各種がんの早期発見法の確立、標準的な治療法の確立等、診断・治療技術も目覚ましい進歩を遂げた」とのことです。

けれども、成果とされているものがこのプロジェクトによるのかどうかは、大いに疑問の残るところ。実にあいまいなのです。

関係者が四十年間に渡って尽力し、莫大な費用が投じられたわりには成果に乏しい、と言っていいでしょう。

「がん対策基本法」の条文は言葉遊びに過ぎない

ここはやはり、対がん総合対策の裏で、厚生官僚が医業システムの不合理さを隠すべく奔走していると見るべきです。

みなさんも、「一番心配ながんのために、すばらしいプロジェクトを立ち上げてくれた。ありがたい、ありがたい」などと喜んでいる場合ではないのです。

「これは『医師＝経営者』の構図に医療論議をおよぼすなよ。医業のシステムを見直すつもりはないいんだから」

と言わんばかりの宣言だと、ひいては「この国の医療施設は国民のためのものではない」という間接的な自白だと受け止めてください。

そもそも一般医療が間に合っていないのに、救急医療やがん対策だけを格上げしようとしても、うまくいくわけがありません。

たとえるならそれは、「基礎がしっかりしていないボロ家の二階部分だけを立派につくろうとする」ようなもの。土台、ムリな話なのです。

医療体制の整備も家づくりと同じで、まず一般医療を盤石なものにする。それが本来のやり方でしょう。

ところで、国ががん診療の重点課題として、二〇〇七年に制定した「がん対策基本法」には、次のような条文が列記されています。

一．がんに関する専門的、学術的または総合的な研究を推進するとともに、がんの予防、診断、治療等に係る技術の向上その他研究等の成果を普及し、活用し、発展させること。

二．がん患者がその居住する地域にかかわらず、等しく科学的知見に基づく適切ながんに係る医療を受けることができるようにすること。

三．がん患者の置かれている状況に応じ、本人の意向を十分尊重して、がんの治療方法等が選択されるよう「がん医療」を提供する体制の整備がなされること。

まことに立派な文言ですね？

しかし、この条文はがんに限って言うべきことではありません。試しに、「がん」の文字を広く疾患全般と捉えて読み替えてみてください。

どうでしょう、まさに現在の医療に求められていることを、そっくり列記したものだと思いませんか？

つまり、**この基本法は医療全般の問題点を、がんに特化した問題にすり替えただけ。**私には「タテマエ論に基づく言葉遊び」のようにしか思えません。

また、二〇一四年春に「日本版ＮＩＨ法が成立」という報道がされたのをご存じですか？

これはＮＩＨ、つまり米国国立衛生研究所を参考にした新法。健康医療戦略推進法と独立行政法人日本医療研究開発機構法の二つがあります。

目的は「医療の研究開発に司令塔をつくる」こと。新設された日本医療研究開発機構は、がんや認知症といった重点分野と研究開発の目標を設定し、予算の配分を決める役回り。研究助成のほか、基礎研究の成果を製薬会社につなぐなど、実用化に向けた支援も行います。

これまで「医療分野の予算は複数の省庁にまたがっていて、開発体制の効率が悪い」との声も高かったので、このニュースを素直に喜んだ人も多いでしょう。「日本の医療の研究開発がぐっと前進する」というふうに。

そこに水を差すようですが、ＮＩＨとは何ともおこがましい。**アメリカのＮＩＨ**（国立衛生研究所）**は年間三兆円を動かす組織ですが、日本版ＮＩＨの関係予算は千二百十五億円ぽっちり。実に小粒**なのです。

しかも、その日本医療研究開発機構が取り組むテーマの一つが、難治性がんの治療。またも、がんがアドバルーンに使われています。この動きも対がん総合戦略と同じで、「裏の最優先課題」の延長線上にあると、私は解釈しています。

「がん診療連携拠点病院」の怪

対がん総合戦略が進められる一方で、がん専門病院の機能不全が取り沙汰されるようになりました。がん専門病院には原則として「がん専門医」だけが雇用されているので、がん以外の病態に対する診療力の弱さが露見したのです。

前にも触れたように、院内で発生した患者の急変に対応できないとか、重要臓器不全などの余病のある患者を門前払いにする、といったことです。

厚生官僚は「これはまずい」と考えたのでしょう。

日本中のおもだった病院を「がん診療連携拠点病院」に指定する、というアイデアを絞り出しました。

「全国どこでも、質の高いがん医療を提供できるようにしましょう」

というわけです。

結果、各地の基幹病院や有力病院、大学病院などが次々と指定され、二〇一四年八月現在で四百七カ所に上っています。

しかも、二〇一四年度からは、特定のがんに高い診療実績を持ち、都道府県内で拠点的役割を果たす「特定領域がん診療連携拠点病院」と、拠点病院のない二次医療圏で基本的がん診療を行う「地域がん診療病院」を新設。それぞれ一カ所が指定されています。

こうして大病院がほぼ網羅されたことにより、がん専門病院の機能不全問題が見事に希《き》釈《しゃく》されたのです。現在はほとんど問題にされなくなっているくらいです。

しかし、よく考えてみてください。

入院患者の多くが、たとえば外科に入院している**患者の過半数ががん患者である基幹病院や大学病院を、なぜわざわざ「がん診療連携拠点病院」に指定しなければならないのでしょうか。**

まったくもって、意味がわからない。そう思いませんか？

病院も病院で、指定されると、それを名誉と受け止めるようです。お上のお墨付きをありがたがる伝統があるからなのか、なかには「指定された、万歳！」という感じで、お祝いの会を開く病院もあります。

医療者は気づかないままに、厚労省の「裏の最優先課題」に加担してしまっている。そう捉えることができます。

逆に言えば、厚労省は国民だけではなく医療者にも巧妙な隠蔽作戦を仕掛けるのです。すべては一重《ひとえ》に現行の医業システムを変えずにすむように。

そんなものに洗脳されないよう、みなさんには「行政のやることには裏がある」と疑ってかかる姿勢を持つことを望みます。

何か新しい、耳ざわりのいいプロジェクトが立ち上がったら、「ああ、また不合理な仕組みの隠ぺい工作だな」と考えるクセをつけると、だんだんに現実が見えてくるはず。本物の医療改革は、そういうみなさんの気づきがあって初めて可能になるのです。

田島の本音話⑧　がん再発の早期発見には半年一回の検査で充分

「早期発見・早期治療」の重要性は論を待たないところ。とりわけがんの場合は、生死を分けることもしばしばなので、早く発見されるに越したことはありません。

ただし、治療後の再発については、少々事情が違います。諸外国の医師は多くが「発見が早くても、遅れても、その後の治療成績にあまり変わりはない」としています。

ただし、「変わりがない」のは、遠くの部位に転移する形で再発した場合。手術した場所の近傍《きんぼう》での再発であれば、早く見つけて治療に再チャレンジによる実効性は高いと言えるでしょう。

もっとも、最近は薬物療法がかなり進歩してきたので、遠くの部位への転移であっても早期発見・早期治療の実効性が見出される可能性もあります。

注意すべきは、検査好きの国民性を良いことに、「早期発見・早期治療」を伝家の宝刀のごとく振りかざし、頻繁に検査を行う医者がいることです。再発の恐れがある場合でも、検査はせいぜい六カ月に一度で十分です。

専門医のムダづかいが医師不足を招く

医師を一・五倍に増やす、その数字のカラクリ

厚労省によると、日本の医師総数は三十万三千二百六十八人（二〇一二年十二月三十一日現在）。二年前に比べると二・八％の増加となっています。

また、人口十万人当たりの医師数も、二年間で二三〇・四人から二三七・八人と、七・四人増加しています。

あと数年したら、医師数はぐんと増えるはずです。

なぜだかわかりますか？

二〇〇八年に舛添要一厚生労働大臣（当時）の主導で発足した「安心と希望の医療確保ビジョン」会議が、その後の検討会で、

「医学部定員七千八百人を将来的には一万二千人にする」

という「医師養成数一・五倍策」が始まっているからです。

この数字が達成されれば、国の医療政策としては「二十年に一度あるかどうか」の大変革がもたらされると言われています。

医師増員計画が浮上した背景には、奈良県で起きた「妊婦たらい回し事件」があります。こんなことがあってはならないと、産婦人科医などの確保が緊急課題とされたわけです。噛み砕いて言えば、「**間に合わない医療を医師の数で補おう**」というわけです。

それにしても「一・五倍」という数字はどこから出てきたのでしょうか。

注目すべきは、ＯＥＣＤヘルスデータ。二〇一一年の統計で、人口千人に対する医師の数を欧米諸国と比較すると、たとえばイタリアは四・一人、ドイツ・スイスは三・八人、フランスは三・三人、イギリスは二・八人、アメリカは二・五人、カナダは二・四人となっています。

一方、日本は二・二人。日本の医師数を一・一倍すればカナダを、一・二五倍すればアメリカを追い越し、一・二七倍すればイギリスと同等になります。

「だったら、とりあえず一・二倍くらいを目指せばいいんじゃないの？」と思いませんか？

そこが厚労省のずる賢いところです。おそらく、こう考えたのでしょう。

「日本では医師力が諸外国に比べてムダづかいされている。その差は三〇%くらいだから、その分を上乗せして一・五倍にしておこう。この数字なら、国民は医師力がムダづかいされていることに気づかず、したがって医療の質を国際比較することもなく、英米以上の医師数になって安心するに違いない」

つまり、「一・五倍」という数字は、この国で医師力のムダづかいが行われていることを隠すために算出されたもの。国民に、医療体制がいっそう充実すると期待させようと目論まれたのです。

医師が一人増えると、医療費が一億円増える

みなさんはこの検討会の「安心と希望の」なんてフレーズを聞いた瞬間に、「あやしい」と感じなくてはなりません。耳ざわりのいい言葉で現実を真綿でくるむのは、この国の常套手段ではないですか。

そのことに加えて「医師一・五倍増計画」には、抜け落ちている視点があります。それは、医療費への配慮です。あれだけ「医療費が足りない」と叫んでいるにもかかわらず、また

ぞろ医療費が増えるプロジェクトを持ち出してきたのです。

この国の医療は、医療費と医師密度が相関関係にあります。二〇一四年八月下旬に、新聞各紙がこんな報道をしたのを覚えていますか？

「医療費は『西高東低』　格差最大一・六倍」

これは厚労省が発表した二〇一二年度の「都道府県別医療費に関する分析」から、読み取ったこと。一人当たりの医療費がもっとも多い高知県と、もっとも低い千葉県との格差が、約一・六倍もあったのです。

医療費が多い地域の上位を占めたのは、高知・鹿児島をはじめとする西日本の各県。東京都や千葉県を含む東日本は低くなっています。

西日本はもともと大学の医学部が早くから設けられたこともあって、医師や医療機関の数が多い。つまり医師密度が高いという特徴があります。したがって、病床数にも余裕があり、軽い症状でも入院治療を勧めやすい。そのために、一人当たりの医療費が高止まりしている、という見方ができます。

つまり、医師密度が高い地域は医療費が高くなる。医師の数を増やせば、年間医療費がまた跳ね上がるのは自明の理というものです。

医療費削減が推進されていると思いきや、二〇一三年度の国の医療費は予算ベースで**四十二兆円と、未だに過去最高を更新中です。何と、国の税収額を超える医療費が計上されているのです。**

それなのに、**「医師が一人増えるごとに、年間医療費が一億円増える」という現実に対して、行政は「見ないふり」**を決め込んでいるのです。

医師を増やす以前に、「医師誘発需要」を正すことが先決でしょう。「医師誘発需要」とは、「患者に適切な医療を提供する「医療需要の裁量権」を持つ医師が、その権限を利用してゼニ勘定のために不要なサービスを提供し、結果として医療費を高騰させている」とする説です。

ようするに、ここまで繰り返し触れてきた〝ゼニ勘定医療〟を何とかしない限り、医師の増員は医療の充実というプラスよりも、医療費のいっそうの高騰というマイナスの結果を生む可能性のほうが高い、ということです。

だから、医師の増員を手放しで喜んではいけないのです。

専門医は開業した瞬間に〝退化〟を始める

医師不足自体は本当のことです。「間に合わない医療」の原因もそこにあるので、実に深刻な問題です。

しかし、厳密に言えば、医師の「頭数」が足りないというより、医師の「能力」のムダづかいが行われていることのほうが問題なのです。

と言っても、みなさんはピンとこないかもしれませんね。ちゃんと説明しておきましょう。


日本では、医師が「勤務医」と「開業医」に二分されています。現行システムの下では、開業医は大きな病院の診療に参加することはありません。

開業医というのは、多くが勤務医を経て独立しますよね？　だから、キャリアの前半は専門医として、一人前に育てられるわけです。

ところが、開業した瞬間から、たまに往診することもあるでしょうが、外来患者の診療が中心になります。

するとどうなるか。

当然、入院患者の診療をする勤務医のように、一人の患者にかかり切りになることはできません。

夜はクリニックを閉めるので、救命努力を要する〝本物の重症患者〟に関わることもありません。

しかも、設備や人員の問題もあって、重症患者については「大きな病院を紹介する」ことしかできません。

こうして開業医として日々を過ごすうちに、専門医としては力不足の「半専門医」に〝退化〟してしまうのです。とくに外科医であれば、手術の腕が半年と経たずに衰えるでしょう。スポーツ選手が一日でも練習をさぼれば力が落ちてしまうのと同じで、外科医も日常的に手術をしていなければ、腕が鈍るのです。

一方、**勤務医だって、ざっくり半分くらいが開業医になってしまうわけですから、人員不足に陥るのは当然です。能力的にも、常に一人前以下の力しかない医師を抱えることに**

なるので、医療の質も上がらないのです。

たとえて言うなら、プロ野球の〝貧乏球団〟が一生懸命育てた生え抜きの選手を、ＦＡで他球団に引き抜かれて、万年下位に甘んじ、また全球団の力も低下するのと似ていますね。

私が言う「医師力のムダづかい」とは、そういうこと。一人前になった専門医が、「さぁこれからだ」というときに力を発揮する場を失うのですから、もったいないことこのうえない。これが、医師不足の本当の原因なのです。

とりわけ勤務医不足が顕著なのは、外科系病院の手術の場です。なかには、「手が足りない」からと、中等度以上の手術を取りやめた病院もあるほどです。

続けるとしても、ムリして一人で担当させざるをえないのが現状でしょう。その場合は、手術リスクが上昇することは免れません。「当直明けで手術に入る」なんてことは当たり前で、患者は危険地帯に置かれているようなものなのです。

患者がそういう体制に巻き込まれないようにするのは至難の業ながら、「手術の原則」は知っておいたほうがいい。それは、

「術者として、その手術を担当できる技量のある医師二人が、手術に臨むこと」。何かあったときに相談できるし、的確にサポートしてもらえるので、手術のやりやすさに格段の違いがあるのです。もちろん、これは患者の安全性にもつながることです。百歩譲って、比較的安全とされている手術は術者一人でもいい。ただ、その場合も院内に、何かのときにすぐに手伝ってもらえる、自分と同等以上の技量を持つ医師がいる、ということが条件になります。

残念ながら、医師不足にあえぐこの国の医療は、そういう態勢がなかなか組めないのが実情です。そのことが手術治療の成績にも影を落としているのです。

たとえば、福島県の大野病院事件。帝王切開の手術の際に、胎盤剥離《たいばんはくり》による大出血で患者が亡くなりました。また、横浜の堀病院事件では、出産時の出血をコントロールできずに大学病院に移送したものの、患者を助けることはできませんでした。

どちらも一番の問題点は、人手不足と不十分な手術態勢の下で、中途半端な形で医療行為が行われたことです。

それなのに、大野病院事件ではマスメディアまでが「胎盤剥離にハサミを使ったことの是非」を問い、堀病院事件では無資格の看護師による内診の問題ばかりを問う始末。病院の態勢そのものに不備があったことを、誰も指摘しないし、注意を払わない。**これこそが大問題なのです。そこを正せなければ、同じ事故がまた起こってしまうのです。**

社会全体が医療の根源的な問題点を認識する必要がある。私はそう思っています。

「間に合わない勤務医」を証明した「総合診療医」補充策

医師数を増やすには、軽く十年はかかります。事はそう気長に構えてもいられません。そこで、厚労省は最近になってようやく、新たな方策を打ち出しました。医師の必要数の把握を目的に組織された「医師需給研究班」が、「患者を幅広く診ることのできる『総合診療医』を養成する」ことを提言したのです。

これは**裏返せば、「医師力不足」を認めているということ。**再三申し上げているように、救急の二次施設で「専門医がいない」とか、専門病院で「急変に対応できない」といった理由でたらい回しにされるケースがあまりに多いことを意味します。

研究班の代表を務める大島伸一氏（国立長寿医療研究センター総長）は、

「中身の議論を抜きに、単に医師の頭数を増減させても、何の意味もない。超高齢社会に対応できる体制をつくることが最優先課題だ」

としていますが、ようするに「間に合わない医療」がもうにっちもさっちもいかないところまできているわけです。

表向きは、「ケアの必要な高齢者の数が二〇一〇年の五百万人から三〇年には九百万人に達する」という背景が強調されていますが。

「総合診療医」を育成するのは、悪いことではありません。というより、絶対に必要なことです。二〇一三年に「専門医のあり方に関する検討会」が、「総合診療医」を第十九番目の専門医として追加したのもいい。

ただし、この議論が「開業医は病院診療に関わらない」という現行の医療システムを前提に進められたところに、私は大きな不満を感じています。

いまの開業医は「半専門医」であり、「半総合診療医」であることが問題なのですから、勤務医だけではなく、

「開業医の半数を総合診療医として育成されたものに入れ替える」

くらいの大胆な施策を打たなければダメだと思うのです。

ここまで踏み込んだ議論にならないことが、「この試みもまた、『間に合わない医療』のスケープゴートではないか」と疑われます。

みなさんにはニュースの裏側をこんなふうに読んでいただきたい。改革というのは、現在の問題点と対峙することから始まるのですから。

田島の本音話⑨　日本の手術成績は欧米より優れてなんかいない

「日本は世界に冠たる医療先進国だ。手術成績は欧米よりも優れているに決まってる」みなさんの多くはそう信じているでしょう。実際、そう思わせるデータも出ていますからね。夢を壊すようですが、それは「神話」です。

たとえば心臓血管外科手術では、「手術治療の成績は手術数に相関する」と言われています。だとすると、日本の外科医師の一人当たりの手術数は多くて当然のはず。でも、違うんです。

ドイツ・ボッフム大学の永代教授である南和友氏が「専門医当たりの手術数」を比較したデータによると、**日本では二千五百人もの心臓血管外科医が育てられているというのに、その数が五百人のドイツの半分程度の手術しかしていない**のです。

つまり、単純計算をすると、**日本の心臓血管外科医当たりの手術数は、ドイツの十分の一という少なさ！**　ドイツのほうが心血管疾患の罹患率が高いことが想定されるとはいえ、この開きは大き過ぎます。

そこで疑われるのは、**「日本では、心臓血管外科医として育てられた者の多くが、専門医としての本来の働きをしていないのではないか」**ということ。専門医の育成数が多過ぎるのもムダならば、専門医の使い方にもムダがある、ということです。

それ以前に、「そもそも日本が公表しているデータは、国際比較に妥当なものなのか」という問題もあります。というのも、日本のデータは学会などで集計されたもので、小規模病院など、学会に参加していない施設のものははずされていることが多いからです。しかも、都合の悪いものはデータから除外する傾向もあります。

そんな偏ったデータを、たとえば「がん登録」がされている国全体の治療施設を対象とした欧米諸国の治療成績などと比較して、「日本の成績は優れている」とする。そういった不適切な結論の報告が散見されるのです。

だから、データにだまされてはいけません。とくに日本は中小病院が多過ぎて、大きな心臓手術などできもしないのに、堂々と「心臓外科医がいる」ことを看板にしている病院も少なくありません。

そういった病院の手術治療の成績が高いはずはない。看板を見たら、「あー、ここでも専門医がムダづかいされている」と判断したほうが無難でしょう。

あれもこれも「医療の疑問」隠ぺい作戦

ほかにも、「過剰診療の隠れ蓑」と目されることは、たくさんあります。ざっと、紹介していきましょう。

診療報酬改定は医療改革につながらない

診療報酬改定は二年に一度、行われています。

診療報酬は全国一律の公定価格で、医師が行う医療サービスの料金やクスリの値段の基準となるものです。

改定のたびにマスメディアが大きく取り上げ、医療者も含めて国中が一喜一憂しています。これを「医療を変える改革」のように信じ込んでいる向きも多いでしょう。

たとえば二〇一四年度の改定では、消費増税に合わせて初診料を百二十円、再診料を三十円引き上げることになりました。団塊の世代が七十五歳以上になる二〇二五年度に医療費がいまの三十五兆円から五十四兆円に膨らむことを見越しての抑制策とされていますが、これは現行の医業システムを見直さない前提でのこと。医療者側の収入が増え、患者の負担が増えることを意味します。

また、費用がかさむ重症者向け病床を二年間で九万床減らす目標が打ち出されました。こんな策が出たのは、二〇〇六年の改定で、救急患者などの受け入れ拡大のために、重症患者向けの病床を増やす方針が出されたからです。

当初は二〜三万床と見込まれていたのに、重症者向けの病床は病院にとってもっとも高い収入が見込めるので、病院の申請が殺到してしまったのです。何と、約三十六万床にまで膨らんだというのですから、ゼニ勘定もここに極まれり。

結果、重症とは言えない患者まで重症者向け病床に入れることになり、医療費の膨張につながったわけです。それをいまさら「二年でいまの四分の一相当を減らす」としたところで、実現は難しいと言わざるをえません。すでに甘い蜜をたっぷり吸った病院が、そのおいしさを手放すはずはないからです。

国民はもっと診療報酬改定に目を光らせるべき。「救急体制が充実されるなら、超高齢社会に備えることになるなら、患者負担が増えてもしょうがない」などと納得してはいけないのです。

メタボ診療まで国がなぜ気づかってくれるの？

数年前から「メタボリック・シンドローム（内臓脂肪症候群）」が大きく取り上げられるようになりました。略して「メタボ」と、まるで流行語のようになっています。

「メタボになると、高血糖、脂質異常、高血圧が引き起こされる可能性が高く、それぞれが重複すると、命にかかわる病気を招くこともある。メタボの原因は、食べ過ぎや運動不足など、悪い生活習慣の積み重ねなので、生活習慣を改善すれば、予防・改善することができる」

厚労省は「メタボとは何かを知ることが、生活習慣病を予防する第一歩」とし、その啓発活動に熱心に取り組んでいるかに見えます。国民の多くはおそらく、

「肥満なんて個人に責任のあることなのに、国はそこまで気づかってくれるのか」

とありがたがっていることでしょう。

しかし、**国の一番の狙いは、国民の医療行政に対する疑問を薄れさせること。**まんまと

ハメられた国民は、勧められるままに喜んで特定健診を受けています。それを**患者以上に喜ぶ人たちがいます**。

そう、言うまでもなく、**特定健診をおもに担当する開業医**です。カネもうけの種がまたひとつ増えるわけで、日本医師会などはこぞって賛成します。それがまた、厚生官僚にとっては好都合なのです。

それに、たとえば**肥満と糖尿病との関係**については、「肥満がインスリン抵抗性（糖を取り込む機能の低下）の原因」なのか、あるいは「インスリン抵抗性が肥満の原因」なのかが、**まだよくわかっていません**。

後者を重視するなら、身体的に糖分が燃焼されにくいため、その分が脂肪として蓄積されることになります。ようするに、メタボが糖尿病の危険因子ではない、ということです。

加えて、最近は食べ過ぎを人類の「飢えの歴史」に遡って考え、「肥満は自己責任ではない」とする説が有力になっています。であれば、肥満の責任を個人に押し付けるのは妥当ではない、とも言えます。

いずれにせよ、いわゆる「**メタボ検診**」**は基準値さえ本当のところがわかっていないの**ですから、やってもあまり意味がありません。大きなお世話なのです。

いまさらながらの検査値の見直し

先ごろ、血圧や中性脂肪、悪玉コレステロール値など、基準値をゆるめる方針が打ち出されました。

理由はわかりますね？　いままでの基準値があまりにも厳し過ぎて、異常として網にひっかかる患者が増え過ぎたからです。

乱暴な言い方をすれば、厳しい基準値を設けることはつまり、「病気ではない人まで病気にする」こと。必要のない検査や診療、クスリの処方がやりたい放題ですから、医療者側が非常に儲かるのです。

しかし、さすがに医療費が膨張し過ぎて、共存共栄できた保険制度の維持が難しくなってきた。だから、基準値を下げた、という見方もできます。

「従来のねずみ講まがいの医療への反省」という意味では、非常に良いことです。ただ、患者にしてみればどうでしょう。「いままで受けてきた治療は何だったのか」というむなしさが残りますし、網にひっかからなくなったことを素直に喜べず、「新しい基準値を信じていいものなのか」と不安にもなります。

厳しい言い方をすれば、当局が適当につくった基準値に乗せられて、具合も悪くないのに病気だと信じ込む患者も悪い。自分の体のことが一番よくわかるのは自分自身なのですから、もっと自分の感覚を信じてください。

精神科の問題をプロジェクトにすり替え

厚労省は二〇一一年、それまでの四大疾病——がん、脳卒中、心臓病、糖尿病に、新たに精神疾患を加えて「五大疾病」とすることを決めました。**精神疾患が、地域医療の基本方針となる医療計画に盛り込むべき疾病**とされたのです。

その理由は、職場でのうつ病や高齢化にともなう認知症の患者数が年々増加していること。精神疾患患者は、「四大疾病」でもっとも患者数の多い糖尿病を大きく上回り、がん患者の二倍にまで上ることから、国民に広く関わる疾患として、重点的な対策をとることが必要と判断したようです。

いかにももっともらしい言い分ですが、これにも裏の目的があります。前に述べたように、**日本の精神科病床数は世界でも飛び抜けて多く、患者をクスリ漬けにしたり、必要ないのに〝強制入院〟させたり、医療者側の都合で過剰な医療が提供されています。**その問題が大きくなったものだから、プロジェクトを仕掛けたと考えるのが妥当なところでしょう。

国家的プロジェクトを立ち上げることによって、診療の本質を見えにくくするのは官僚の常套手段。間違っても、「ストレス社会で心が病んでいる人を救い、認知症の予防に力を尽くしてくれるんだな」などとありがたがっている場合ではありません。

お産を自由診療にしない本当の理由

少子化問題は深刻化する一方。国としては、出産を全面的に奨励・支援したいはずなのに、どういうわけか自由診療、つまり保険のきかない診療に据え置かれたまま。地域によっては補助金を出すところもあるようですが、基本的に出産にはお金がかかるのです。

表向き、「お産は病気ではないから」としていますが、本当の理由はそうではありません。ひとことで言えば、「保険診療に組み入れると、お産にともなうビッグ・データが出てしまう」からです。

ではなぜ、**ビッグ・データが出るとまずい**のか。それは、

「日本では、かなりの数のお産が輸血の準備のない小規模産科病院、あるいは開業医の下

で扱われているため、お産の際に起こりうる大量出血の危険に対応できないケースが少ない」

ことがバレてしまうからです。

そうすると、医療のシステムを見直す必要があると気づかれてしまいます。世論はおそらく、「お産はしっかりした病院だけで扱うようにしろ」という方向に、大きく傾くでしょう。それが、医療行政側にとっても、医療側にとっても不都合なわけです。

実際、厚労省の研究班が二〇一〇年度に分析した、大量出血を起こした患者のカルテ十六例の内、「十名は輸血が間に合っていれば、助かった可能性がある」と報告しています。設備の不備は明らかです。

この報告を受けて、産科医療の関係者はこう言っています。

「産科医不足のいま、開業医や中小病院がお産を担当してくれているから、何とか間に合っているのです」

医療システムのまずさを産科医不足にすり替えたかっこうです。

マスメディアも「それは問題が別だろう」とは突っ込まず、「こうした施設では輸血を準備していないところが多いようだ」と、まるで他人事。現状を是とするのも同然の報道をしています。

こうしたお産の問題点は、ビッグ・データが出ればたちどころにわかるもの。そこにフタをするなど、少子化対策に手を尽くさなくてはならない行政のやることではありません。

財源的には、お産を保険に組み入れることはまったくムリではありません。

現状でも、体外受精などの不妊治療の費用助成をしているし、企業健保が部分的とはいえ産科医療補償制度の掛け金を拠出させられていたり、公的補助金と保険組合も特別出費で合計四十〜五十万円ほどの補助を出していたりするのですから。保険診療に組み入れればいいことを補助金でごまかしているとしか思えません。

大事なのは、ビッグ・データが出ても大丈夫なように、しっかりした病院がすべてのお産を扱えるシステムを構築することなのです。

インフルエンザ治療薬の大盤振る舞い

冬場に猛威を振るうインフルエンザ。重症化すると亡くなるケースもあるので、誰もが過敏に反応しているように見受けられます。いままでは、

「インフルエンザが疑われたら、自己診断せずに、なるべく早く医療機関を受診しなさい。

そして、インフルエンザと診断されたら、治療薬を処方してもらいなさい」

というのが常識になっています。

たしかに、症状が出てから四十八時間以内に抗インフルエンザ薬を使ってウィルスの増殖を抑えれば、病気の期間を短くし、症状の悪化を防げる可能性があります。また、投与開始が四十八時間より遅れても、効果はあるとも言われています。

しかし、**感染症の専門家によれば、インフルエンザ治療薬は実は、「とくに重症化しては困る患者を除いて、ほとんどの患者で絶対的に必要なものではない」**そうです。

つまり、診療する医師には「インフルエンザ反応が陽性と出た患者に、あえて治療薬を使わない」という選択肢もあるのです。

それにもかかわらず、いまは「インフルエンザ反応が陽性と出た患者には、治療薬を処方する」のが当たり前になっています。まるで「医師の診たては不要」といった様相を呈しているのです。製薬会社はウハウハでしょう。

しかも、検査をするまでもなくインフルエンザではないとわかる患者にも、念のための検査が必ず行われています。たとえば、幼稚園児の母親が「子どもが風邪をひいたので、欠席する」と連絡したら、幼稚園側が「大変だ！」とばかりに、園児たち全員にインフルエンザ反応の検査を受けるように伝えることすらあるようです。もちろん、医療機関は喜んで検査を受け入れてくれます。儲かりますからね。

こうして、みんなが無意識のうちに、過剰診療を常態化させる後押し役を演じている。そんなふうに見ることもできます。

インフルエンザに関しては、予防接種も含めて、国をあげて過剰診療に加担していると言っていいでしょう。もっと冷静に対処することが望まれます。

また最近、テレビなどで盛んに「肺炎球菌感染症のワクチンを受けましょう」と宣伝していますね？

該当する年度に六十五歳、七十歳、七十五歳、八十歳、八十五歳、九十歳、九十五歳、百歳以上になる高齢者が対象になります。

注意するべきは、肺炎球菌にだけ効く、ということ。高齢者に多い誤嚥性の肺炎などには効きません。肺炎全般を予防できるわけではないことを覚えておいてください。

ワクチンに関しては、重篤な副作用が問題になった子宮頸がんワクチンとか、接種することで逆に罹患したポリオの生ワクチンなどの例もあります。厚労省の宣伝に乗って、予備知識なしに気軽に接種するのは考え物なのです。
ネットなどで十分に調べてから、自分にとって必要なのかどうかを判断することが求められます。

田島の本音話⑩ 『患者よ、がんと闘うな』の真のメッセージとは

近藤誠氏による『医者に殺されない47の心得』（株式会社アスコム）という本が、二〇一三年のベストセラー・ランキングで一位になったそうです。

また、文藝春秋社が二〇一四年一月臨時増刊号で「何度でも言う、『がんとは決して闘うな！』」という一冊丸ごと特集を組みました。

この国の知性をリードするメディアが、がんの早期発見・早期治療の有効性を否定する見解を示したのですから、一般大衆に与える影響は大きいと言わざるをえません。

医療に対する懐疑的な風潮と不信感が社会のなかで高まったのはたしかです。

私自身は毎週、がんの手術をする身ですし、**自然療法や食事療法などを選択したば**

かりに手遅れになって無用な苦痛を味わった何人もの患者を見ています。

それに、こういった情報に感化され、がんの治療をやめたほうがいいのではないかと、迷ってしまう患者も少なくありません。

私の患者のなかにも、すい臓がんになって、治療するべきか否か迷っているうちに症状が悪化し、「情報を怨んで死んでいった」方もおられます。

そういった例がけっこうあるので、近藤氏には反論したい気持ちもあります。

しかし一方で、こうも思うのです。

「近藤氏ほどの激しい調子で訴えなければ、この国の過剰診療に歯止めがかからない。それくらいの苦境に、この国の医療が陥っているのだ」と。

つまり、近藤氏は「**医療壊滅目前の日本の医療に対して最後通牒**」を突きつけたのではないか。私はそんなふうに感じています。

4章

病院・医者がゼニ勘定に走るワケ

開業医も勤務医も収支勘定が第一

〝銭ゲバ医療〟は明治維新以来の悪しき伝統

振り返れば明治維新、日本は富国強兵・殖産興業を国是としていました。そのなかで国民の医療ニーズを担ってきたのは、おもに民間の医療機関です。

医療が民間に任される度合いが大きければ大きいほど、医療ニーズよりも収支勘定が優先されるのは当たり前のこと。そこに「医師＝経営者」の構図が根付き、理想の医療からどんどん離れる方向へと進んでしまったのです。

この悪しき伝統を引きずったまま、〝ゼニゲバ医療〟は横行する一方。結果的に、医療の進歩とニーズに追いつけず、日本の医療は医療・医学の進歩に追い付けない「ガラパゴス化現象」をきたしているわけです。

では、何が病院・医者をゼニ勘定に走らせるのか。開業医と勤務医、それぞれの事情を見てみましょう。

開業医は借金を返すため、

勤務医は地位と名誉を得る〝勝ち組〟になるため

開業医の場合、多くが借金を抱えてのスタートとなります。

病院に自由に出入りできるオープン・システムであれば、病院の設備を利用できますが、それができないために設備投資にお金がかかるからです。

たとえば、ドアに指を挟んだ患者がいたとして、骨折が疑われれば、いや疑われなくても、X線写真を撮ることになります。医者としては、とりあえず撮っておかないと、患者から後で「見落とした」と言われる恐れがあるからです。しかも、患者は「検査好き」にされているので、撮らなければ、「どうして検査をしないんだよ。やぶ医者なんじゃないの?」と、その医者を見放す可能性があります。

そうなると、収支が危うくなりますから、ムリをしてでも自前で高価な機械を調達しなければならない。すると今度は、設備投資にかけた借金を返さなければならないから、医療の大盤振る舞いをして儲けるしかない。

わかりやすく言えば、開業医はより多くの患者を獲得するために、借金をしては設備を立派にする……そういう繰り返しのなかで、ゼニ勘定に走ってしまうのです。

一方、勤務医は病院に雇用されている身。立場的には、サラリーマンと同じです。だから、サラリーマンが昇格・昇給を目指して、会社の売り上げアップに貢献するのと同じように、病院の収支を最優先する診療姿勢になってしまうのです。

病院の命運を分けるのは、経営に長けた院長による巧みなリードがあるかどうか。その院長から「利益最優先だぞ」というようなプレッシャーを感じて、「病院をつぶしてはならじ」とがんばるわけです。

昨今はとくに、病院の生き残り競争が激化していますから、診療の最前線にいる医師として、病院経営と無縁のところで仕事をすることはできないのでしょう。まさか営業マンのように、売り上げを棒グラフ化して競わせるようなことはしないまでも、医師とて数字で評価される部分がけっこうあるのです。

それに、がんばって病院の利益を上げれば、院内での出世の道も開けます。いわゆる〝勝ち組〟になって、地位と名誉を得ることができるのです。

結局のところ、開業医も勤務医も「医師による必要最低限の診療で良くなりたいと願う患者の権利」と、「自ら経営する、もしくは勤務する病院の収支」とを天秤にかけて、後者を優先している、ということです。

医者の〝食い物〟にされる生活保護受給者

こういった〝ゼニゲバ診療〟の最たるものは、生活保護受給者の診療でしょう。

思い出されるのは、二〇一〇年に起きた「奈良県・山本病院事件」。おもに生活保護受給者を対象に、やってもいない手術をやったと架空請求をしたり、病気をでっちあげて不要な手術をしたりすることを繰り返し、診療報酬を荒稼ぎした事件です。

聞くところによると、心臓カテーテル手術など、百四十例もの不要な手術をしていたとか。なかには、患者が死亡するケースもありました。

「そんなのは特殊な例でしょ。犯罪じゃないですか」と思うかもしれません。たしかに、事件だけを見ればその通りです。

ただ問題は、医療の現場はこういう事件が起こる危険をはらんでいる、ということです。

まず、考えなければならないのは、なぜ生活保護受給者がターゲットにされたか。レセプト査定委員が生活保護受給者については、ほぼチェックをしないのが通例だからです。医療側はそれを見越して、検査・投薬・処置などを過剰に施行する傾向があるのです。悪く言えば、医者のやりたい放題。だから、不要な医療行為の温床になってしまっているのです。

二〇一三年度の生活保護受給者への支給総額は約三兆七千億円で、その半分の二兆円近くが医療費として消えている。この現状を知れば、納得できるでしょう。明らかに「儲かっている」と見てとれる病院は、生活保護受給者を〝食い物〟にしている可能性がある。そういう視点から、病院を見ることも大切です。

田島の本音話⑪　開業医と勤務医、どちらが得？

世間では、開業医も勤務医もいっしょくたにして「医者はみんな、金持ち」という認識でしょう。ところが、現実には段違い。大ざっぱに言うと、「勤務医は開業医に比べて、労働時間は倍で、収入は半分」。時間給にすれば、開業医は勤務医の四倍ほど多い計算になります。近ごろはリターン面で多少、差が縮まっているようですが。

いずれにせよ、「開業医はローリスク・ハイリターン、勤務医はハイリスク・ローリターン」というふうに見ることもできます。

そのせいか、昨今は医師向けの雑誌などが医師の開業を煽る傾向もあります。ちょっと雑誌のページをめくってごらんなさい。開業セミナーとか開業予備校の広告があふれています。また、「売り上げへの貢献度に応じて割増報酬を支給する」と書かれた募集広告もあれば、地方の半公立病院が「年収二千五百万円も可能」なんて謳っていたり、ある眼科チェーン病院は「年収四千万～一億円」と明示していたり。

こんなところからも〝ゼニゲバ医療〟の実像が浮かび上がってくるのです。

医師と製薬会社のもたれ合い

データ改ざん問題はなぜ起こるのか

二〇一三年夏、世界第二位の製薬会社、ノバルティスがディオパン（一般名・バルサルタン）という降圧剤の臨床試験において、データ改ざんを行ったことが明るみに出ました。

この臨床試験は、脳卒中の発症抑制など、血圧降下以外にどんな効能があるかを調べたもの。ノバルティスはディオパンに有利なように改ざんしたデータを利用して、「こんなにすばらしい研究成果が出ています」と言わんばかりの広告を打ったのです。

そんな虚偽のデータを出していいわけはないし、誇大広告もはなはだしい。それが薬事法違反に問われたのでした。

これはほんの一年半ほど前のこと。「ノバルティスの社員（当時）が身分を隠して、四大学の研究に関与した」とか、「ノバルティスは関係した五大学に計十一億円もの奨学寄附金を渡し、各研究を資金的に援助していた」「ノバルティスは結果として、誤ったデータを宣伝材料に盛り込み、年間一千億円以上を売った」など、かなりの騒動になったので、覚えている方も多いでしょう。

何となく製薬会社だけが悪者にされたかっこうですが、問題の根っこは何も解決していません。医師側の関与はうやむやにされたまま。背景に「患者不在の臨床研究がある」との声も聞かれます。

ここで、臨床研究における製薬会社と医師の関係について、触れておきましょう。

開発された新薬が承認されるためには、試験管のなかでの実験や動物実験を経て、最終段階で人での効果と安全性を調べなければなりません。これが「治験」とか「臨床試験」と呼ばれるもの。「臨床研究」はそれを再検証するものと捉えていただいていいでしょう。

その臨床研究を行う際、医師でもある研究者には「新薬を公正に評価し、患者の利益が損なわれないようにする」責務があります。

ただ一般的には、**研究者は製薬会社から「奨学寄附金」という名の多額の報酬を受けています。**そのために、利益相反状態に置かれている立場を利用しがちになるのです。

文科省が全国の医学部を対象に行った調査によると、医学部研究費の四割は民間企業からで、その三分の二が奨学寄付金だったそうです。

週刊誌などで「製薬会社と医学部『五千億円の利権』の暗部」といった記事が報道されているように、**製薬会社から医師・医療機関に流れる資金総額は五千億円にも達しているのです。**

国が医療分野の研究開発に当てている予算は千七百億円ですから、民間企業からの寄付は約三倍にもなります。

臨床研究における利益相反問題は、ノバルティスだけではありません。

たとえば、**国と製薬会社が三十三億円を投じているアルツハイマー病の早期発見を目指す国家プロジェクトでも臨床試験のデータが改ざんされた可能性が浮上しました。**

また、武田薬品の高血圧治療薬プロブレスでも、誤解を与えるグラフが使われるという問題が起きました。

さらに、白血病薬の臨床研究が製薬会社の丸抱えで行われる、といった事例も報道されています。

もとより奨学寄付金は賄賂ではないのですから、検査値をいじるなどの不正をすることはまずありません。とはいえ、心情的には「力になってあげよう」という気持ちにはなるでしょうね。

だから、進んで新薬についての講演会の講師を務めるなどして、宣伝に励むケースが少なくないのです。

製薬会社だって露骨には言わなくとも、お金といっしょに「先生、どうかいい新薬だと宣伝してくださいね」という気持ちを渡しているのですから。

そういった利益相反関係の行き過ぎを防ぐため、学会で発表するときなどは、「発表内容に関連する企業や、営利を目的とする団体に関わる利益相反の有無を開示してください」との注意書きを付すのが一般です。残念ながら、そこに注意が向けられることはほとんどありませんが。

「患者不在の臨床研究」と言われるのは、このように医師と製薬会社の双方が互いの利益のことばかり考えて、患者の利益を視野の外に置いていることを意味するのです。

「患者不在」は臨床研究だけではない

医師と製薬会社の関係では、とかく新薬の臨床研究が問題視されます。けれども、コトはそこに留まりません。一般診療の場においても、両者の利益相反が疑われるのです。

臨床研究ばかりが取り沙汰されることには、医療における利益相反問題をここだけに封じ込めておこうとする作為すら感じます。

考えてもみてください。

薬剤全般、クスリを出すか出さないか、投与する量はどうするか、期間はどうするかを決めるのは医師です。ですから、医師が患者と製薬会社とを両天秤に掛ける利益相反状態に常に置かれています。

もし、医師が特定の製薬会社から何らかの利益を受けていれば、その会社のクスリを多くの患者に処方したり、投与の量と期間を必要以上に長くしたりするかもしれません。そうすれば、自分が経営する病院もしくは雇用されている病院は儲かるし、製薬会社だって儲かりますからね。

同じようなことが、医療機器メーカーとの関係にも見受けられます。アンフェアな判断の下で行われる検査が減らないのは、そのためです。

こうして、本当は一番利益を得る権利のある患者が、利益相反の天秤の皿に乗せられて不適切な過剰診療による不利益を被る可能性が高いのです。

病院に行くと、いかにもビジネスマン然としたスーツ姿の男女が忙しそうに院内を行き来するところをよく見かけませんか?

彼らはほぼみんな、シンパの医師をつかまえて自社のクスリや医療機器を売り込もうと、待ち構えている営業マンたちです。

もちろん、医者が彼らに会って、話を聞くことは大切です。自分の受け持つ患者により良い効果を得てもらうためには、クスリに関する情報を豊富に仕入れなければならないからです。

問題は、その面談の際に患者を思う気持ちが抜け落ちてしまうこと。

医師と製薬会社が互いの利益を得ようとする密談に堕すのだったら、意味はありません。

もし、患者のあなたが医師の処**方するクスリが多過ぎるとか、製薬会社に偏りがある、**

ジェネリックを勧めないといった態度が見られるようなら、**注意が必要**です。

クスリの処方は、**患者と医師と製薬会社の三者が「Win‐Win‐Win の関係」**で結ばれることがベストなのです。

田島の本音話⑫　値段の高いクスリのほうが良いとは限らない

ここ数年で、ジェネリックがかなり浸透してきました。

ジェネリックとは、新薬（先発品）の開発から二十年ほど経って、特許が切れた後に発売されるクスリ（後発品）のことです。

ジェネリックは成分も効果も先発品とほぼ同じで、なかには飲みやすいように錠剤の大きさやコーティングなどを工夫したものもあります。

導入当初は、かなりの抵抗に遭いました。先発メーカーは利益率が下がるし、そこと結託している医師は先発メーカーを加勢するし、患者も何となく後発品は信用ならないんじゃないかと疑うし。

それでも、効果が同じなら、安いほうがいいに決まっています。

やがて「どうしても先発品でないといけない」場合だけ、医師がチェックを入れるようなシステムにして、ようやく浸透してきたのです。

効き目は同じとはいえ、患者の体との相性や、病状しだいという部分もあるかもしれませんが、気にするほどではないはずです。

たしかに言えるのは、「高いほうが安いクスリより良い」わけではないことと、未だにジェネリックを扱わないと決めている施設は信用ならないことの二点でしょう。

余談ながら、だいたいにおいて開業医は新しいクスリを使いたがる傾向があります。なにしろ、彼らはたったひとりで朝から晩まで外来患者の診察をしていますから、勉強をしている暇がありません。しかも、専門医としては半人前に〝退化〟してしまうため、学会に行っても、もはや知識が追いつきません。

そこで、いかにも勉強しているように見せかけようと、製薬会社がスポンサーになって開く勉強会にときどき参加するわけです。そこでちょっと耳学問を取り入れて、本質的なことを理解しないままに新しいクスリを使う。そうすると、患者にも新しい医療が受けられると喜ばれる。そういう〝裏事情〟があるのです。

そういう意味でも、「値段の高いクスリのほうが良いとは限らない」と言えそうです。

はびこる患者不在の医療

患者対応のていねいさまで過剰

「患者の呼称の際、原則として姓（名）に『様』をつける」

厚労省の「サービス向上委員会」が二〇〇一年に発表した指針にあったこの部分が、それまで「患者さん」と呼んでいたものを「患者さま」に変える動きが広がったとされています。これはまた、

「医師中心の医療から患者中心の医療へ」

という意識が医療界のなかに芽生えたことの現われとも言われています。

何をおっしゃいますか……！　何とも滑稽な話です。呼び方を変えただけで、医療改革の意識が高まるわけはありません。

私に言わせれば、むしろ逆効果。「患者中心の医療」どころか、医師と患者との距離は

広がる一方です。

さすがに最近は、「患者さま」という呼称自体に違和感を覚えたのか、また「患者さん」に戻す病院も増えているようです。でも、それは医療の本質ではなく、呼称などどうでもいいのです。医師に患者を思う心があるかどうかが大事なのですから。


では、この「患者さま呼び」が提唱された背景は何でしょうか。

時を遡れば、「医師＝経営者」の構図による弊害が目立ち始めたのが、一九七〇年代後半ごろ。八〇年代に入ると、医師の収入がやたら高いことや、老人病院などで〝クスリ漬け〟にされている実態などが問題視されるようになりました。

それで「医者叩き」の矢面に立たされた医療者側が、世間の攻撃に対する懐柔策として、「患者さま呼び」を思いついたのです。そうすれば、社会のなかに「医療はサービス業である」という認識が浸透すると踏んだのでしょう。

一方、**一九八九年にはアメリカで、「スターク（Ｓｔａｒｋ）法」が施行されました。これは、ひとことで言えば「医者がゼニ勘定に関わってはいけない」とする法律。**ここに目が向けられると、国民皆保険制度の恩恵を受けて出来上がった「医師＝経営者」の構図のなかで横行する、日本の〝ゼニ勘定医療〟がますます批判の刃を受けることになります。

そこを警戒して、そうならないように**厚生官僚が「医療のサービス業化」を後押しする形で、「患者さま呼び」を提唱**したと思われます。

いずれにせよ、「患者さま呼び」によってサービス至上主義に拍車がかかり、国立病院までが〝過剰診療病〟に感染してしまったように思います。

日本の医療では、診療や検査、クスリの処方だけではなく、患者対応のていねいさまでが過剰。それでいて、すべてはゼニ勘定が目的ですから、患者は医療者の視界の外です。

こうして「患者不在の医療」がはびこる結果になったのです。

出産のタイミングも医療者の都合を最優先

医療がゼニ勘定になっていること自体が、医師の都合が最優先されていることを意味します。救急患者の受け入れ拒否問題だって、医療側の都合を最優先していることの現われです。

したがって、医師の診療姿勢はとても「患者の身になって考えている」とは言えません。

たとえば大学病院では、治療よりも診断、臨床の技能よりも医学研究が優先されてきた経緯もあって、医師はいまなお、

「広く総合的に患者を診る医師力を養うことは二の次で、患者を材料にして医学研究をし、自分もしくはグループとして得意な領域に絞って業績をあげる」

ことに血道を上げています。

一方、開業医は「過剰診療を可能にするだけの設備投資をしなくては」と、その資金づくりと、借金の元をとってさらに利益を生み出すことに精いっぱい。地域の医療ニーズに対応する余裕もないようです。しかも、診療時間帯まで自分の都合を最優先して設定しています。

こういった状況のなかでも恐ろしいのが、**「出産のタイミングが、医師の都合で調整されている」**と見られることです。

お産というのは、自然分娩であれば午前五時当たりがピークになります。曜日は関係ありません。これは助産所のデータから明かです。

それなのに、**なぜか週日の午後一～二時、なかでも火曜日の午後が最多の時間帯になっ**

ているのです。これは、

「帝王切開の多くが医師の都合の良い時間帯で施行されることに加えて、自然分娩が陣痛促進剤（子宮収縮剤）の使用によって調整されている」

ことを物語るもの。とても看過できません。

陣痛促進剤は感受性、ひいては安全性が人によって大きく違います。使い方によっては、胎児仮死、脳性麻痺、子宮破裂、母親死亡などを起こす恐れがあるのです。医療者側の都合や、人件費などの経費節減を優先して、安全性が軽視されているのではないか、とさえ思えます。

そうした危惧が現実のものになっていることを示すデータが、最近になって産科医療補償制度との関連で公表されました。

二〇〇九年度に創設されたこの制度は、これに加入している分娩機関で生まれた赤ちゃんが分娩に際して重度脳性麻痺となり、所定の条件を満たした場合に赤ちゃんと家族の経済的負担を補償するものです。「分娩時の医療事故は過失の判断が難しく、裁判で争われることが多いことを、産科医不足の一つの原因と捉え、産科医療の環境整備の一環として創設した」とされています。

それはさておき、これにより補償を受けた百八十八例を調査した厚労省研究班によると、「**百八十八例の内五十六例に陣痛促進剤が使われ、その七三・二％に相当する四十一例が過剰投与であった**」

といいます。このことを「補償を受けた事例の半数以上が脳性麻痺で、その多くが原因を特定するのが難しかった」ことと考え合わせると、

「認定された事例に支給される総額三千万円の産科医療補償は、医療者側の都合を最優先にして医療が実践され、不都合なことが起ったら補償制度で解決して済ませてしまうシステムである」

というふうにも考えられるのです。

奇しくも、医療事故被害者の遺族である古館恵美子さんは、かつて「医療事故調査委員会（仮称）の検討について」と題した文章のなかで、こう言っています。

「警察に届け出なくてすむよう、医療者側に都合のいい組織をつくりあげ、身内で処理して刑事事件にせずに終わらせてしまおうとする本音が透けて見える」

このことはそのまま、産科医療補償制度にも当てはまるのではないでしょうか。

医療事故に関連してもうひとつ言っておくと、「患者不在の医療」は「医療過誤原告の会」の設立宣言からも見て取れます。一部を抜粋しましょう。

「……医療の専門家である医師を信頼し、身体を委ねました。ところが、その期待と信頼は裏切られ、一生涯もとに戻らぬ被害を被り、または、その命を奪われたのです。……さらに私たちが許せないことは、事故を起こした医師たちは、密室の中にすべてを包み隠し、責任を回避せんとすることです。……医療過誤により派生する問題の解決に道を拓き、被害者の救済を求めるべく、ここに『医療過誤原告の会』の設立を宣言します」

医師に対する不信感がどれほどのものか、わかりますよね?

医療者はこういう声を真摯に受け止めて信頼回復に努めなければいけないし、患者は泣き寝入りすることのないよう声を大きくしていかなければなりません。

田島の本音話⑬　金があればバカでも医者になれる？

「医者になるには金がかかる」とはよく言われること。実際、その通りで、私立医科大学協会の資料によると、二〇一四年度の六年間の学納金総額は平均で三二五六・七万円に上ります。

ただし、このデータのなかには、半公立とも言える自治医大や、授業料の安い大学も含まれています。高いところになると、おそらく軽く五千万円を超えるはずです。

また、私立医大に寄付金は付き物です。一校当たり、年間十億九千五百四万円、全国合計で毎年約三百億円に上ると言われています。毎年私立医大の新入生の内の750人が、ひとりにつき寄付金四千万円を支払っている計算になります。

加えて、親元を離れてひとり暮らしをする学生の場合は、生活費が家賃を含めて月に二十万～三十万円はかかるでしょう。ざっと見積もっても、**年間で約三百万円、六年間で二千万円弱のお金が必要**です。

これらを合計すると、**子どもを高額授業料の私立医大に入学させると、六年間で一億数千万円にもなります。**それればかりか、いまもって「裏金を払って入学させた」なんて噂が絶えないところを見ると、プラス数千万円、計二億円のお金がかかるかもしれません。

これだけの大きなお金、サラリーマンの一般家庭ではとても出せるものではありません。だから、私立医大は「世間の常識からすれば超高額の授業料と寄付金も、高過ぎるとは思わない」特権階級の子女で占められるのです。その多くは、中小の病院の後継ぎ息子。みなさんも不思議でしょう？　医学部はよほど勉強好きの優秀な者でなければ入れないはずなのに、近所の病院はどこも、そこの子供が跡を継いでいることを。

私に言わせれば、「いくらカネを注ぎ込んでも、いったん医者になれば生活が安定するから継がせる」というよりは、「こんな息子は社会で生きていけないだろう。医者にするしかないだろう」という感じ。何も医者というだけで尊敬することはないのです。

そんなことを言うと、「でも、国家試験に通らなければ、医者になれないじゃないか」と言う人がいますが、毎年の合格率は、何度も落ちている者を含めて、何と九〇％前後なんですよ。出せる問題範囲は決まっているから、何回か受ければ、かなりレベルが低い者でも合格します。

医療行政が頼みにしている日本医師会にとって都合のいい世襲制を打破し、また私立医大の寄付金体質を改めない限り、医療の劣化は防げません。

アメリカの病院の「オープン・システム」に倣《なら》え！

医療復活はゼニ勘定を離れた「オープン・システム」から

私は日本で医師免許を取得した後、アメリカのニューオーリンズに渡りました。そこの病床数3千の州立病院で、外科の研修を受けて、米国外科専門医を取得しました。

私がいたその病院は、いわば「若い医師が技術を磨く」ところ。ピストルで撃たれたとか、ナイフで刺されたとか、刑務所を出たいから自分で腹に釘を刺したとか、すごい患者が日常的に搬送されてくる。そのなかで、ずいぶん多くの手術を手がけることができました。

また、あらゆる病気・ケガに見舞われた重症患者が来ますから、「私は外科の専門医ですから」なんて知らん顔をしていられない。あらゆることがパパッとできなければいけないのです。おかげで、日本がいま育成しようとしている総合医としての資質も磨くことができたように思います。

そもそも私のいた病院の大学では、学生のうちにお産を五十人くらい経験しているのです。だから、救急の場合に「お産は扱えない」といったことも少ない。日本にも卒前・卒後に産科研修はありますが、ただ遠くから見ているだけなので、役に立たないのです。

そういったアメリカ時代に、私がとりわけ感心したのは「オープン・システム」という医業の仕組みです。ここまでにもたびたび触れてきましたが、整理して説明しておきましょう。

オープン・システムとは、高額な診療設備を持たない開業医が、契約している病院で、自分の患者の診療・検査を行ったり、入院させたり、手術の際は執刀したりする仕組みのことです。

日本でも「開放型病院」などと称してオープン・システムをうたっている病院はありますが、診療はあくまでも病院が主導。アメリカのオープン・システムとはまったくの〝別もの〟と言っていいでしょう。

それに、「開業医」の意味合いが日本とは違います。アメリカでは、専門医として一人前になった医師は、原則として全員が開業します。ただ、自分が開業したクリニックに来た患者を診ることだけが、仕事ではありません。近くの二、三の大きな病院と契約して、必要に応じてその病院の設備やスタッフを使って検査や入院治療、手術などを行うのです。

わかりやすく言えば、開業医は「契約病院に自由に出入りできるフリーの医師」。フリーのアナウンサーが番組契約をしているいろんなテレビ局に出入りして、そこのスタッフといっしょに番組をつくるのと、ちょっと似ていますね。

そういう立場だから、開業医が自院にいるのはせいぜい一日の半分くらい。あとの時間は、契約しているどこかの病院で回診したり、外科医なら手術をしたり、あるいは医学生や研修医に教えたり。専門医として活動しています。

アメリカの病院では医師とアポイントを取らないと診てもらえないのも、ふいに訪ねたところで、医師がどこにいるかわからないからです。日本の病院が患者の待ち時間を少なくするためにとっている予約制とは違うわけです。

こういうオープン・システムの良いところは、医師は開業してもずっと専門医として腕を磨いていけること。日本の開業医のように、いわば〝籠の鳥〟になって、半専門医に退化してしまうことはありません。生涯にわたって地域の基幹病院に身を置き、そこのスタッ

フとか、よその開業医などの目にさらされながら、互いに技量を切磋琢磨していけるからです。

そりゃあ、医師だって必死です。少しでもまずい診療をすれば、たちまち医師としての自分の客観的な評価が下がり、地域に広まってしまいます。

そうなると、契約病院から登録を取り消される可能性があるし、同じ病院に出入りしている専門医グループから糾弾される可能性も出てくるでしょう。

オープン・システムはつまり、「ダメな医師は生き延びられない」仕組みでもあるのです。

また、アメリカの開業医は大きな病院の持つ設備を使えますし、大きな病院から給料をもらっているわけではありませんから、医師が病院のゼニ勘定に加担することもありません。自分の正しいと思う診療・治療をするまでです。

患者にとってもまた、オープン・システムはありがたいものでしょう。最初に診てもらった開業医に一貫して診てもらえるし、ゼニ勘定の過剰な診療の餌食にならずにすみます。

もっとも、日本の現行の医業システムしか知らない人が考えると、「いやいや、開業医には不安で任せられない。大きな病院のいい医者に紹介してくれればいい」となってしまいますよね？

でも大丈夫、このオープン・システムが導入されれば、「開業医＝専門医」となって医療レベルが向上しますから、そんな心配をする必要はなくなります。

どうでしょう？　日本にもオープン・システムを導入したら、いま起っているさまざまな問題が一気に解決すると思いませんか？

以下、日本にオープン・システムが導入された場合のメリットについて箇条書きでまとめておきましょう。

・開業医が生涯、第一線で専門医として活躍することによって、生涯、技量を向上させ続けることになる
・医師力や医療力のムダづかいがなくなり、また病院にさまざまな分野の専門医の力を使えることで、救急を含めて医療全般の間に合わなさが改善される
・同業者の目にさらされるので、医師も病院も医療の理念が厳格に順守されるようになる。それによって過剰診療が減り、結果的に医療費削減につながる
・医療事故を隠ぺいする体質が改善されると同時に、医療過誤に医師の技量がどこまで関

わっているかの判断もつけやすくなる

・医師に対する信頼が高まり、コンビニ受診、モンスター・ペイシェント、医療者への暴言・暴力などが抑制される

・大きな病院の内外から人材が集まり、地域の連携が密になることで、本当の意味での「チーム医療」が実現する

これだけのいいことがあるのですから、オープン・システムを導入しない手はありません。

この医療改革を断行しない限り、日本の医療のガラパゴス化はますます進んでしまうことをつけ加えておきましょう。

ただし、最近はアメリカでも病院雇用のホスピタリストが増えてきたようです。ホスピタリストというのは、フルタイムで病院に雇われている医師のこと。彼らがかなりの部分をやるようになっていて、これまで自由に出入りしていた開業医が閉め出される恐れが出てきたのです。

とくに若い人は、自分で開業するとお金のことから何からやらなくてはならず、大変なことも多いため、いっそ大きな病院を経営する会社に雇われたほうがすっきりすると感じている様子。若い人の六割くらいがホスピタリストを希望するとも言われています。

ホスピタリストになれば、年俸は平均二千四百万円くらい。最初は千三百万円ほどで、キャリアを重ねるにつれて能力給がプラスされる仕組みのようです。けっこうな高給取りになれて、しかも煩雑な医療事務、あるいは保険会社との交渉などは事務方に任せれば済むことになるので、勤務時間もかなり楽になります。

これはある意味、アメリカではオープン・システムが崩壊し始めて、日本に似てきている、と言ってもいいでしょう。

これからはアメリカでも、医師ではないゼニ勘定に長けた経営者にこき使われて、蹂躙される医者が増えるのではないかと危惧されます。

そういったことから、日米が協議・協力して、どうやったらゼニ勘定医療から抜け出すかを考えなくてはいけないときに来ている。そんなふうにも思っています。

「医師＝経営者」の構図を取り潰すこと

もうひとつ、アメリカに倣いたいのは、前にも触れた「スターク法」です。日本に厳然とある「医師＝経営者」の構図が医療に入り込まないよう、この法律によって規制されているのです。

つまり、医師は医療全体を統括する病院長になっても、あくまでも診療軍団の長であって、医業経営とは切り離された存在なのです。

そういう体制になれば、医師がゼニ勘定に知恵を働かせる必要はなくなります。患者と向き合う診療に集中できるのです。

アメリカでこの法律が生まれた背景には、医師が自分で、あるいは医師仲間で検査センターや経営の傾いた病院を共同出資するケースが増えてきたことがあります。**自分の患者をその自分たちが経営する病院で治療や検査を受けさせれば、医師はドクターズ・フィー（診療報酬）だけではなく、医療経営によるホスピタル・フィーまで受け取れます。**

それで、「こんなことを許していたら、医療の現場が過剰診療の温床になってしまう」と、そこを規制する法律を導入したわけです。

スターク法は直訳すれば、「医師が（患者を）自分自身に紹介することに関する法律」となります。

もっとも最近は、アメリカの〝ゼニゲバ医師〟がこの法律の抜け道を見つけたようです。**小さな自院を拡張して、日帰り手術などの数を増やして、日本の開業医・中小私的病院よろしく、ホスピタル・フィーも合わせて自院内で吸い上げようというやり方です。**

ここはスターク法の規制対象外。悩ましい問題であり、アメリカに国民皆保険制度を導入する際の大きなネックになっているといいます。

規制されなければカネ儲けに走るというのは、アメリカの医師も同じなのかもしれません。

そういったこともあるので、スターク法をそのまま、すぐに日本に導入するわけには行きません。

ここは日米両国で医療実践の実態を比較し、共通の課題として「医師＝経営者」の構図を根絶やしにする方法を、法規制も含めて検討していくことが求められます。

ちなみにドイツでは、バジェット制というのがあって、医師が過剰診療によりカネ儲けをしないよう、すべての診療所と病院に医療費収入の上限が決められているそうです。

そういった諸外国の取り組みも参考にしながら、日本には世界に示すモデルをつくる役割がある、私はそう考えています。

呪縛を解くには外科医のリーダーシップに期待

国民皆保険制度の下で、ガチガチに固められたいまの医業システムを変革するのは、非常に難しいことです。その縛りを解くには、強力なリーダーシップが必要なことは言うまでもありません。

では、その役割を担うのは誰なのか。

ひとことで言えば、現在の「医者はしょせん、名誉かカネか」という価値観で動く医療に、強くジレンマを感じている者——ズバリ、外科医でしょう。

なぜなら、外科医は勤務医から開業医になるとたんに医師力が著しく低下することを、目の当たりにしているからです。ともに技術を切磋琢磨してきた仲間の中から、カネ亡者になる者が出ることを、一番身近で見ているからです。

また、外科医というのは心を込めて手術をし、結果が出たら患者から温かな感謝の眼差しを受けます。それに励まされては、「いっそう精進しよう」と決意を新たにする。そんな繰り返しのなかで、「名誉かカネか」の価値観に支配されることのむなしさを、身をもって実感しています。

私自身が外科医だからよくわかるのですが、外科医には雑念から解放されて、ひとりの患者に何時間も没頭する手術の場が与えられています。がん診療では、自らの手で介入し、全経過に関わることで培われる習性を生かしたい、という強い思いがあるのです。

だからこそ、外科医には「医師としての使命感や倫理観に忠実に生きよう」と望む者が多いように見受けられます。その足元が大きく揺るがされているいま、外科医こそが改革のリーダーシップをとるべきだと、私は思うのです。

善意の医療者と国民のなかから、問題点を認識した者が医療にある矛盾について、声を大きくして発信していく。その輪をマスメディアが取り上げざるをえないレベルにまで広げていきたい。それが、私の願いです。

思えば、医療と医師がどうあるべきかを一番よく承知している医師たちが、これまで被害者意識と他力本願の姿勢であり過ぎました。その反省に立って、国民とともに、「医療にゼニ勘定を持ち込んではいけない」ことを共有し、本物の医療改革に向けて一歩を踏み出すことが望まれます。

もうひとつ、三・一一以降に「**医療はできるだけ地域で完結しなければいけない**」という考えがかなり入ってきたことは、明るい兆しと言えます。

いまの医業システムを変えないという前提で、付け焼刃的な政策に終始する国の医療行政に対して、地域が業を煮やしていることの現われでしょう。地域の医療機関が結束して、「もう国なんて当てにしない。自分たちの手で地域医療を充実・機能させる」と動き出しているのです。

これを本当に実りあるものにするためには、現在はびこっている学閥や系列閥を一掃する必要がありますが、真に患者のための医療を志すなら必ずや成し遂げることができるはずです。

そろそろ、医者たちは「ホンネとタテマエを使い分けないと生きていけない」現在の医療に、医者として心から患者のために働きたいという良心の一石を投じるべきです。その芽が地域医療から育っていくことを、私は願っています。

田島の本音話⑭ 「米国医療の烙印」になぜ映画『シッコ』まで利用されたのか

二〇〇七年にマイケル・ムーア監督によるドキュメンタリー映画『シッコ』が公開されました。

この作品はアメリカの医療システムに、さまざまな角度からメスを入れたもの。たとえば「9・11同時多発テロ事件の際に活躍した消防隊員たちが治療を拒否され、いまも後遺症に苦しむ現状」などがルポされています。

この映画は日本でも多くのマスメディアが取り上げ、米国医療の悪い面だけが喧伝されてしまったように思います。そこから、

「ダメだとわかっているアメリカの医療を、日本が取り入れるべきではない」

といったプロパガンダが展開されたのです。

結果、「アメリカ型医療は絶対悪」のイメージが日本中に浸透しました。

それは、日本の現行の医業システムの完全タブー化を後押しするものでもあったのです。

『シッコ』をめぐるこうした動きを見ていると、オープン・システムの優位性が認識されないよう、誰かがリードし、マスメディアが乗せられたのではないかとさえ思えてきます。

オープン・システムを取り入れると、最前線の病院医療から遠去かっている開業医の多くが不安を感ずるわけで、日本医師会が絶対反対することになるわけで、そうさせたくない日本の医療行政は、映画までも使って、米国医療に「絶対悪の烙印」を押したかった、私はそう睨んでいます。なお**日本医師会がいま強烈にTPPに反対しているのは、NP（ナース・プラクティショナー）という医師と看護師の中間職などが導入されると、アメリカのオープン・システムと同様に、開業医の職場が脅かされてしまうから**なんです。

おわりに――ダメ病院・ダメ医療を避ける最善の知恵

ここまで、日本の医療がいかに危機的状況にあるかを述べてきました。それはとりもなおさず、患者の身があぶない、ということです。

昔から「敵を知り、己れを知れば、百戦危うからず」と言われるように、患者のみなさんもこれからはもっと賢く、病院・医師とつきあっていくための〝知識武装〟をしたほうがいいでしょう。

本質的な問題を見えなくするために隠蔽工作を繰り出す行政や、いつの間にか本来の使命を見失ってゼニ勘定に懸命な医療機関の姿勢を放置していると、過剰診療の餌食にされるどころか、思いがけない医療過誤等により取り返しのつかない結果を招かないとも限りません。

そこで本書のおわりに、ダメな医療の巻き添えを食うことのないように、医療過誤の実例をまじえながら、注意すべき点を列挙しておきたいと思います。

受診

どの診療科を受診するか

受診する診療科が明らかな場合はいいのですが、症状によっては「さて、どこを受診しようか」と悩むことは多いものです。

たとえば、めまいがあるとき、耳鼻科か神経内科かは迷うところ。めまいのなかでも体位などで強くなる場合、原因はほとんどが内耳性なので、まず耳鼻科を受診することをお勧めします。

ただし、めまいのなかには稀に脳卒中、脳梗塞などの予兆である可能性もあるので、急いで受診しなくてもいいけれど、手足や顔面など体のどこかが痺れる症状があるなら、念のために神経科を受診しましょう。

ほかにも、頭痛や意識障害があるときは神経内科か脳神経外科か、頸部の異常は外科か耳鼻咽喉科か口腔外科か整形外科か、心筋梗塞などが疑われるときは循環器内科か心臓血管外科か、下腹部の変調があるときは消化器内科か消化器外科か泌尿器科か産婦人科か等々。迷うケースは多々あります。いたずらに自分で判断して小病院や専門病院に行かず、二度手間になりたくなければ、さまざまな診療科のある大病院に行くほうが無難です。

また、同じ病気でも、最初に受診するのが外科系か内科系かで、診療方針に違いが出てくることが多々あります。外科系は手術の適応が拡大される恐れがあり、内科系は非手術法にこだわる傾向があることを覚えておいてください。

●ダメな病院の見分け方

誰しも「良い病院にかかりたい」もの。診療科別に以下の点に注意して、〝ダメ病院〟を見抜くようにしてください。

・脳神経外科――**手術を受けるのであれば、二人以上の脳外科医のいる病院でなくてはダメでしょう。**また、たとえば脳ドックでは三～四％の確率で脳動脈瘤が発見されますが、五ミリ以下ならば破裂の心配はほとんどありません。手術を勧める病院からは引き下がったほうがいいでしょう。未破裂脳動脈瘤クリッピング術は予防的手術で、その実施の当否や基準にはまだ医学的に明確な結論が出ていません。保存的に経過を見るという選択肢があります。予防的手術を行うにしても、実施の緊急性が低く、手術を受けるか否かは患者の自己決定に委ねられることが多いので、医師からの情報提供を重視してください。

・耳鼻咽喉科、眼科――同じ看板を掲げていても、得意分野はまちまち。ちょっと病院をのぞいて、何を得意とする病院かを情報収集しておくとよいでしょう。

・心臓血管外科――手術を受けるのであれば、心臓血管外科医が二人以上いる病院でなければいけません。玄関に掲げられている心臓血管外科医の札などをチェックしてください。もし一人であれば、そこでの手術は他の病院から手伝いが入るのが通例です。

・今、がんの中で亡くなる方が一番多い肺がん――**胸部X線写真による検診を実施する病院がけっこうあります。**「肺結核も少なくない」ことを口実にしていますが、**胸部X線写真を撮る口実としては不十分でしょう。**現在の肺がん検診の議論は「CTが有効か」に焦点が絞られているものの、こちらも有効性は未検証です。禁煙運動のほうがはるかに有効性が高いのが現状です。また、集団健康診断や個別健康診断では、胸部XP上に異常陰影があったにもかかわらず、読影時に見落とされ、肺がんの早期治療の機会を逸したとして、患者や遺族が損害賠償を求める事案が少なくありません。とくに集団検診では、読影医師がこなすべきレントゲン写真の量が膨大で、読影のための時間も短いため、見落としが起こりやすいのです。それが過去の裁判で繰り返し争点になっていることを付記しておきましょう。

検査

●検査を受ける前にその必要性を確認する

とにかく検査が多過ぎる日本では、黙っていると、次々に検査をされてしまいます。せめて事前に、「何のための検査なのか」「検査の結果によって、その後の診療に違いが出るのか」をたしかめる必要があります。

そうでなければ、検査をする意味がないし、簡単・安全と思って受けた検査によって。合併症が起きて、命を失うこともあります。

たとえば、「胆管膵管造影検査を受けたことで、急性膵炎を起して亡くなった」という事例があります。輸液が不足していたにもかかわらず、大病院に転院をさせなかったことで訴訟になりましたが、医療機関は無罪となりました。

しかし、そもそも何のための検査だったのでしょうか。その小病院が、検査結果を受けて手術なりが可能な状況だったのかどうか、大きな疑問が残ります。

救急の場合

万が一に備える

症状を的確に伝えることはもちろん、日ごろから既往症や服用している薬など整理しておくとよいでしょう。救急は時間との勝負ですから、患者からの正確・詳細な情報提供があると、救急隊が迅速に判断してもらえます。

また、救急受診が必要になることを想定して、自分がかかりやすい病気に対応してもらえそうな医療機関の目安をつけておくことが大切です。

救急隊を要請するべき症状

命に関わる可能性が高いかどうかの判断は、素人にはわかりにくいものです。次のような症状に注意をしてください。

・突然、これまでに経験したことのないような激しい頭痛に襲われたとき。脳動脈瘤破裂による「くも膜下出血」の危険があります。**とくに吐き気や嘔吐のともなう頭痛は要注意です。**

・これまでに経験したことのない、胸が締め付けられるような重苦しい胸部痛があるとき。

心筋梗塞が疑われます。また、**動けないほどの、胸が裂けるような疼痛があるときは大動脈解離（大動脈瘤破裂）、息を吸うのも吐くのも困難で、酸素が足りないと感じるときは肺動脈血栓症（エコノミークラス症候群）の可能性**があります。

・**突然、意識障害が起こり、二、三分以上継続し、意識が戻らないとき。**あるいは、てんかんのない方で、痙攣発作や麻痺が出た場合などは　**脳梗塞、脳内出血、脳腫瘍内の出血などが疑われます。**

・頭部外傷により意識低下が起こったとき、あるいは開放性頭蓋骨骨折が疑われる場合もすぐに受診することが大切です。

このほか、**嘔吐を繰り返したり、大量の下痢をしたり、胸痛や腹痛が尋常ではないと感じられる場合**も早めに受診することが大切です。

知っておきたい未然の策

医療過誤にはどんなものがあるのかを知っておくことは大切です。患者や家族が医療者に目を光らせていれば、また、術後の容態等から、事故を未然に防ぐことも可能ではありませんし、医療過誤の有無に気づくこともできるでしょう。以下、裁判事例も含めて、よくあるケースを列挙しておきます。

適切な検査かどうか慎重に疑う

言うまでもなく、検査は疾患を発見し、治療するために行うもの。それにもかかわらず、適正な検査が行われなかったのではないかと疑われるケースが少なくありません。

たとえば、胃の内視鏡検査でスキルス胃がんが見逃され、手遅れになって死亡したケースがあります。裁判では「適切な検査が行われていれば、スキルス胃がんを発見することは十分に可能であり、それが発見されていればその時点における病状および医療水準に応じた化学療法をただちに実施し、延命の可能性があったことは明らか」とされました。

また、必要な検査を行わなかったために、患者を死亡させた例もあります。救急搬送されたときに意識不清明、発語困難、腹部に力が入っている、保持介助しても座位の姿勢がとれない、口から茶褐色のものを出している、といった状態だった七〇代男性患者の場合、救急外来の担当医（内科医）は臥位正面像の腹部単純X線写真を一枚撮っただけ。消化管穿孔から腹腔内（お腹の中）に洩れた遊離ガスの検出に立体または左側臥位正面像のX線撮影が行われなかったのです。

その後、担当医は頭部ＣＴを撮影したものの、異常がなかったことから「近いうちに消化器科を受診するように」と指示して患者を帰宅させました。

ところが、患者は帰宅途中も苦痛が続き、再び救急外来へ。翌朝、消化器内科医によって実施された腹部単純ＣＴ検査により消化管穿孔と診断されましたが、全身状態不良により回復手術は適応されず、保存的治療を施すも翌日、患者は穿孔性腹膜炎で死亡しました。

もし、最初に立体の腹部単純Ｘ線写真、あるいはＣＴ検査が行われていたなら……苦痛の続く患者を帰宅させる医師など、信用するに値しません。

術後の経過観察に不手際がないかをチェック

強直性脊椎骨増殖症の治療のため、頸椎骨切除手術を受けた患者の場合。二時間におよぶ手術の後、五時間ほどして患者の体動が激しくなりました。何度も「起きる」「横になる」を繰り返し、血圧も百七十〜百八十、ときに百九十まで上昇しました。准看護師が口腔や鼻腔から痰の吸引を試みたけれども、奏功せず。担当医師に相談したところ、「ベッドを二十度ギャッジアップし、それでも不穏が続く場合はセルシンを筋肉注射する」よう指示。けれども、そのセルシンを投与して数分で呼気が変化し、心拍数が低下して、患者は死亡しました。

この件では、患者の相続人らが「医師や看護師、准看護師が術後に適切な経過観察をしなかった」「呼吸困難の際、医師が迅速に気道確保をしなかった」「医師が術後に適切なドレーン（体腔内に溜まった水分やリンパ液、血液などを体外に排出するために使う管）を選択しなかった」等の過誤により患者が死亡したとして、提訴しました。この訴えは認められています。**術後に急変があった場合は、「やむをえなかった」という医療側の言葉を鵜呑みにしてはいけません。**

診察の必要性を強く訴えるとき

入院患者を診察しない医師など、いるわけはない。みなさんはそう思っていますよね。でも、いるのです。

これは、小児科での出来事。八歳の男児が自宅で心窩部痛《しんかぶつう》、つまりお腹の右側辺りに激しい痛みがあて、救急搬送されました。その病院の医師たちは、腹部単純レントゲン検査、腹部超音波検査等の結果と症状から、急性胃腸炎と診断。男児は経過観察のため、入院することになりました。

ただ、入院後も症状は改善するどころか、ひどくなる一方。腹部膨満が見られたほか、男児が自ら痛み止めを欲するほどの強い腹痛が見られました。それなのに、担当医師は改めて診察せず、急性胃腸炎の続発症、合併症が発症した可能性を考え、それらの疾患を識別するための検査を指示したのみでした。

男児は翌日、潜血陽性の吐物を嘔吐しましたが、このときも当直医は診察しませんでした。そして二時間ほどして、男児は呼吸停止となったのです。あわてて気管内挿管を行い、心肺蘇生措置を行うも、もう手遅れ。結局は亡くなってしまいました。

解剖の結果、死因は本来なら緊急手術が必要な腸間膜裂孔ヘルニアによる絞扼性《こうやくせい》イレウス（ちょうど膨らました細長いゴム風船をねじったバルーンアートのように、腸が捻じれて、腸の内容物の流れと血流が断絶され、腸が腐った状態）と診断されました。

強い腹痛で苦しがっている子供のお腹を触ってみる、お腹の音を聞いてみるなどの診察もしないのは言語道断です。何かとてもおかしい、尋常でない、変だと思ったら、家族は遠慮せずに、医師に強く診察を求めなければなりません。

●あきらめの早い医師にご用心

大学病院の循環器内科を受診し、医師から入院精査を勧められた四十七歳の男性患者のケース。その患者は会社の上場準備で多忙であると入院を拒み、外来診療を続けていました。

ところが、三カ月後に容態が急変。大動脈弁閉鎖不全症（ＡＲ）およびうっ血性心不全により死亡しました。その約三年後のことです、妻が「院長でもある担当医師がもっと強く入院精査を勧めていれば、主人は助かったはず。入院を拒んだからと、すぐに説得をあきらめたのは病院側の過失」だとして、病院を経営する大学を訴えたのは。裁判所はこの訴えを認めました。

仕事が忙しい人のなかには、彼のように入院を拒む患者が少なくありません。それでも、医師に強く説得されれば応じるでしょう。問題の医師は、患者の身になって診療しなかっただけ。患者は自分の言い分が通ったからといって、間違っても、「こちらの身になって考えてくれるいい医師だ」なんて思わないように。

こういった例は氷山の一角です。よくある医療過誤を防ぐためのアドバイスを列挙すると……

・**医師の説明を聞くときは、本人でも家族でも、カルテを見せてもらいながら、がベスト**です。医師のカルテの読み違えも防げます。

・点滴、輸血、注射の際に、対象患者を間違えたり、補充を忘れたり、量を間違えたりする。**付添者は何のためにどんな輸液を使うのか、それは当人用のものなのか等、質問・確認しておくにこしたことはありません。**

・たとえば塩化カリウムと塩化カルシウムなど、名称の似た薬がありますので注意が必要で、塩化カリウムを静脈注射されたらほとんどが命を落とします。

・インフォームド・コンセントを受けるときは、より正確に理解できるよう、**必ず二人以上**でうかがうようにしましょう。

・病室の掃除が行き届いていなかったり、使用済みの医療器具や汚れたシーツ、備品などがどこかに山積みされていたりする病院はダメ。それでなくても病院には、つき合いたくないウィルスや最近がたくさんあるので、感染症にかかる危険が増してしまいます。

・**高齢者は院内感染による肺炎に要注意。**また病院には、たとえば**ドアノブやエレベーターのボタン、トイレの水洗ボタンなどにメチシリン耐性ブドウ球菌や多剤性緑膿菌等が付**

着している可能性が高いもの。受診するときは、年齢にかかわらず、手洗いを励行し、マスクをつけていくのが賢明です。

・**心臓カテーテル検査を受けるときは、患者の体にどんな負担がかかるか、よく説明してもらいましょう。不手際が少なくない**のです。

・**痰の吸引によるミスは窒息につながる**ので、おかしいなと思ったら早目に申し出るようにしてください。

・**アレルギーのある人は麻酔を受ける前に、よく説明しておく**ことが重要です。

・副作用のないクスリはありません。処方してもらう際には、どんな副作用があるのか、詳しく聞いておくといいでしょう。

・退院後もしくは死亡後でも三年以内なら、手術ミスが疑われる場合は訴えることができます。また、**手術承諾書にサインしたからといって、医療ミスを訴えられないということはありません**。

・つい最近、群馬医大で問題が起きましたが、腹腔鏡の**手術は高度な技術を要するもの**。**問題が起きてからの病院長が、「ご遺族に多大な心痛をかけ、申し訳ない」と改めて謝罪**したと報道されていますが、**一番謝罪すべき相手は亡くなった方々ではないでしょうか**。

この国の医療者の診療姿勢が、患者目線でないことを象徴していませんか？　またこうした記事を疑問視せずに医療報道をしているマスメディアの姿勢も、患者目線になれていないことの表れではないでしょうか。この国の医療関係者の皆がグルになって完全な患者目線になれないことに象徴的なのではないでしょうか。

ざっと、こんなところ。医療を過信することなく、「自分の身は自分で守る」くらいの気概を持ってください。

◉著者紹介

田島知郎（たじま ともお）

医学博士。1939 年長野県小諸市生まれ。63 年慶應義塾大学医学部卒、67 ～ 74 年米国ニューオリンズ市テュレーン大学外科留学、74 年米国外科専門医試験合格。東海大学医学部外科学助教授、同大学東京病院院長を経て、2006 年 4 月より同大学名誉教授。現在、東海大学東京病院、聖隷沼津病院、田島外科、すわやまクリニックで非常勤医師、最高裁判所任命専門委員を務める。著書として『病院選びの前に知るべきこと』（中央公論新社）、『患者の危機管理 23 の心得』（小社刊）等がある。

学会役員：日本外科学会特別会員
日本乳癌学会名誉会長（2009 ～）
アジア乳癌学会名誉会長（2007 ～）
第 3 回世界乳房健康協会総会会長（2005）
元編集委員：日本外科学会邦文誌『日本外科学会雑誌』
・英文誌『Surgery Today』、
『乳癌の臨床』篠原出版新社、
『臨床外科』医学書院
外科学教科書：（編集・執筆）『新臨床外科学』、
（執筆）『標準外科学』、『NEW 外科学』、
『TEXT 外科学』、『外科重要用語事典』

なぜ病院《びょういん》に「殺《ころ》される」と言《い》われても
誰《だれ》も反論《はんろん》しないのか?

2015年2月6日　第1刷発行

著　者　田《た》島《じま》知《とも》郎《お》
発行者　尾 嶋 四 朗
発行所　株式会社 青 萠 堂

〒162-0808　東京都新宿区天神町13番地
Tel 03-3260-3016
Fax 03-3260-3295
印刷／製本　中央精版印刷株式会社

ISBN978-4-921192-91-4 C0030

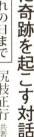

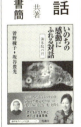

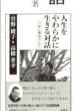

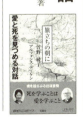

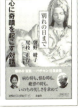